Snowdon

DAS EINFACHSTE HEILFASTENBUCH ALLER ZEITEN

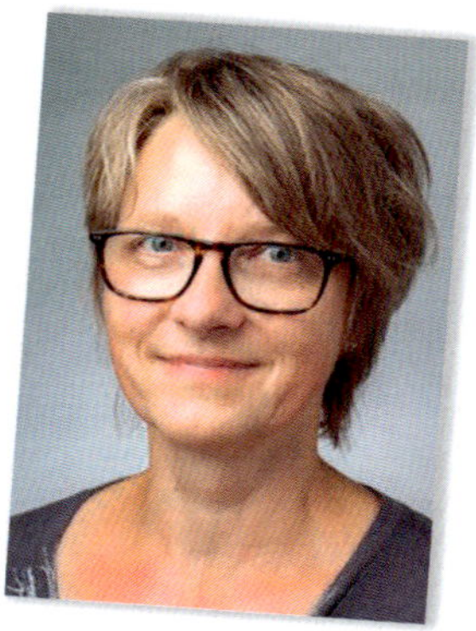

Dipl. oec. troph. Bettina Snowdon gestaltete viele Jahre in den Redaktionen und Lektoraten verschiedener Buchverlage die Kochbuchlandschaft mit, bevor sie sich als Autorin, Lektorin und Übersetzerin für Ernährung und Kochen selbstständig machte. Sie weiß: Auch aus ernährungswissenschaftlicher Sicht ist Fasten ein regelrechter Neustart, der Körper und Geist unheimlich gut tut! Aus dieser Überzeugung heraus und auf Basis ihres Fachwissens hat sie bei TRIAS bereits zwei Bücher zum Thema Intervallfasten veröffentlicht.

Dipl. oec. troph. Bettina Snowdon

DAS EINFACHSTE HEILFASTENBUCH ALLER ZEITEN

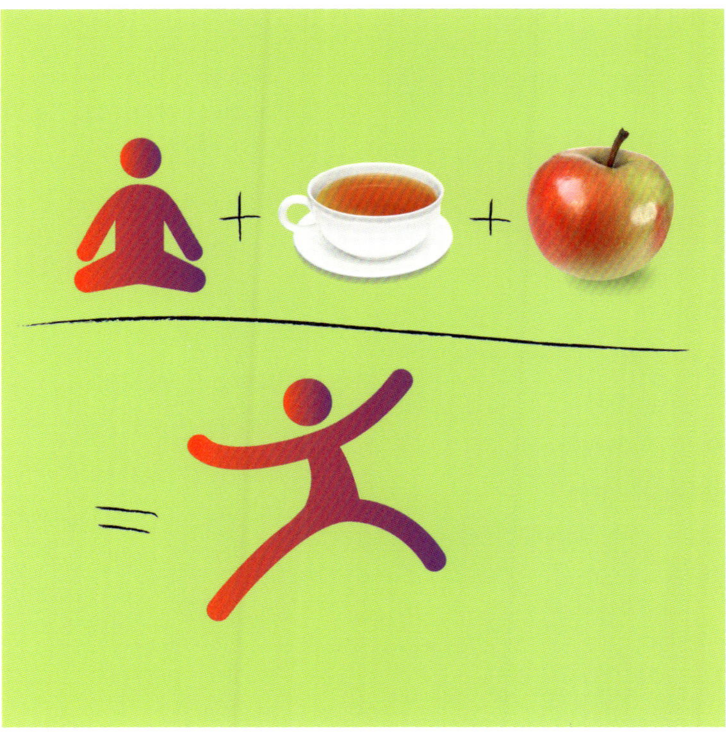

TRIAS

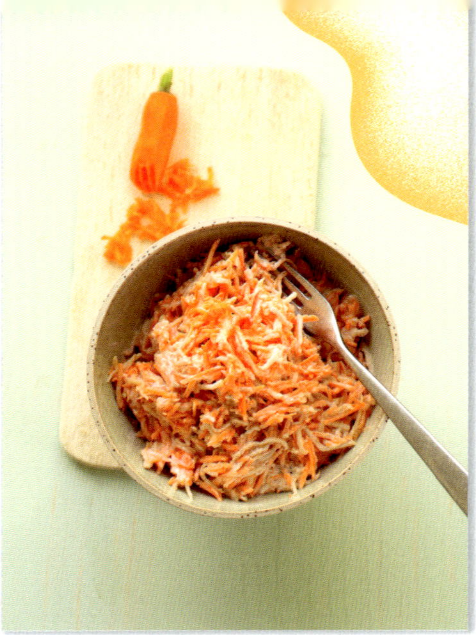

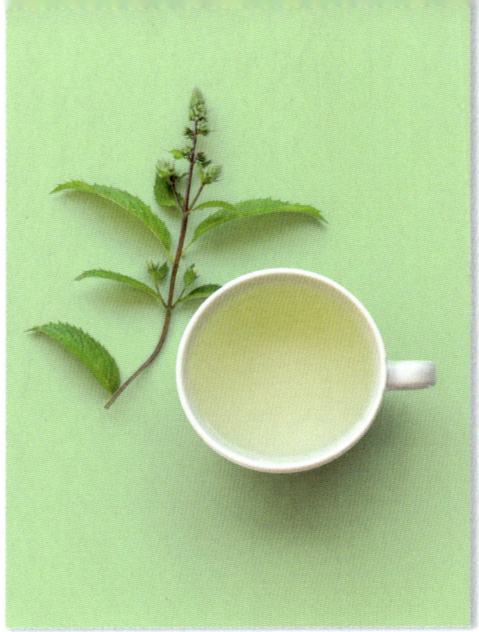

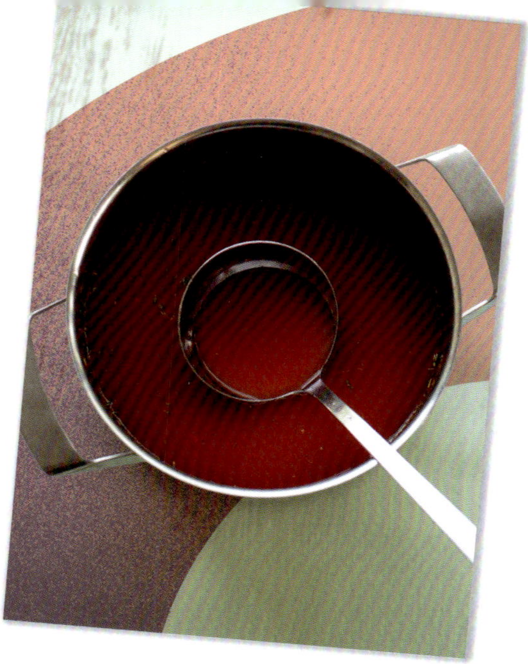

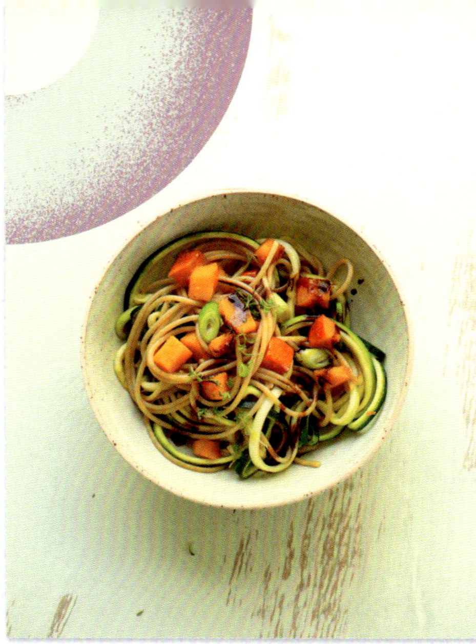

Sooooooo....

EINFACH!

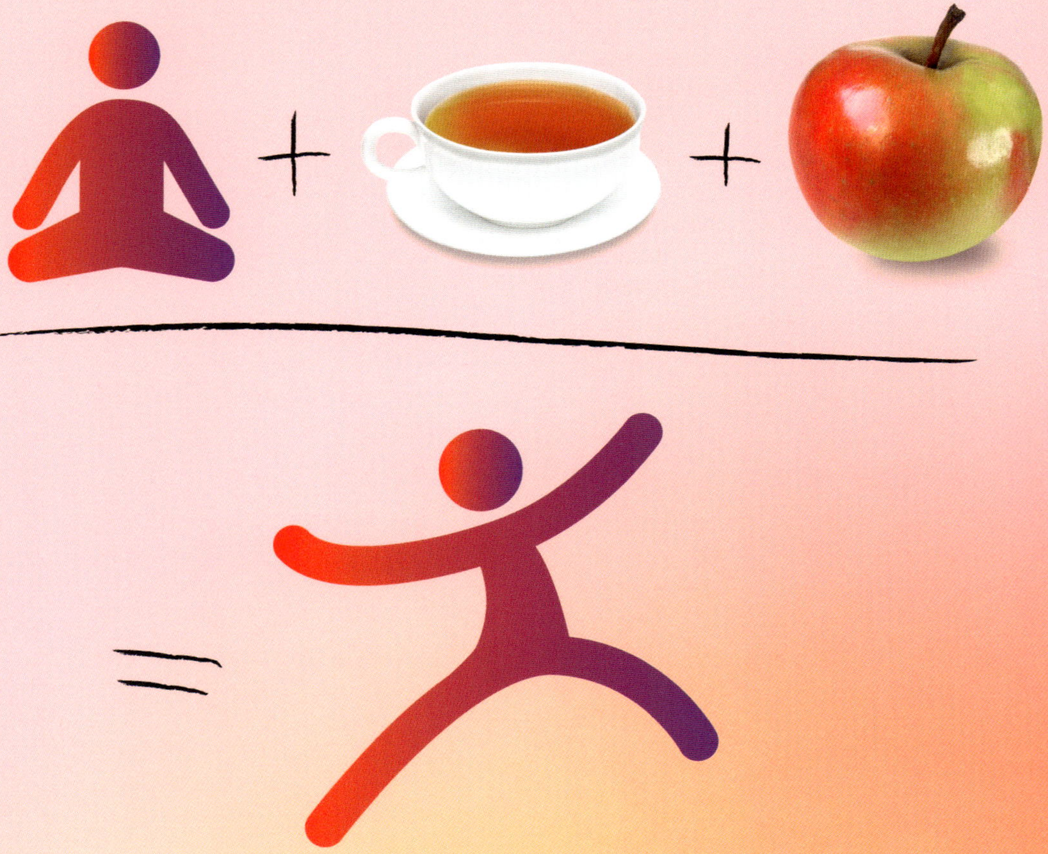

WILLKOMMEN ZU IHRER FASTENWOCHE

Einige Tage zu fasten ist eine Wohltat für Körper und Geist. Bis zu einer Woche können Sie das Heilfasten nach Buchinger auf eigene Faust durchführen, problemlos an jedem Ort Ihrer Wahl. Alles, was Sie dafür brauchen, sind ausreichend Zeit, Muße, Lust auf eine Auszeit vom Alltag und ein paar Vorbereitungen – schon kann es losgehen.

Ich leite Sie mit diesem Buch durch Ihre gesamte Fastenkur, um sie Ihnen so leicht wie möglich zu machen. Außerdem erkläre ich Ihnen kurz und knackig, was während des Fastens in Ihrem Körper vor sich geht, was das Fasten alles Gutes für Sie bewirkt, und ich helfe Ihnen dabei, mit guter Laune durch die Fastentage zu kommen. Darüber hinaus bekommen Sie supereinfache Rezepte: für die vorbereitenden Entlastungstage, für Brühen, Tees und Säfte, für den Kostaufbau und für spezielle Tage nach der Fastenkur, wenn Sie Ihrem Körper etwas Erholung gönnen möchten. Für die Rezepte brauchen Sie jeweils nur höchstens sechs Zutaten plus Olivenöl, Salz und Pfeffer, die Sie sicherlich sowieso im Haus haben. Ich zeige Ihnen auch, wie Sie weitere Anwendungen wie Leberwickel oder Trockenbürsten durchführen. Solche Anwendungen unterstützen den Stoffwechsel während der Umstellung und helfen bei eventuell auftretenden kleinen Beschwerden. Auf diese Weise kommen Sie bestens durch Ihre Fastentage!

Alles, was Sie sonst noch für Ihre Heilfastenkur brauchen, haben Sie schon: die Motivation, Ihrem Körper etwas Gutes zu tun, den passenden Zeitpunkt, zu dem Sie sich mit Ruhe Ihrem Vorhaben widmen können, und die Neugierde auf eine neue Erfahrung, die Sie beim Fasten für Körper, Geist und Seele erwartet.

Ich wünsche Ihnen eine gute und erholsame Fastenzeit

Ihre Bettina Snowdon

RESET FÜR KÖRPER UND GEIST

Als der Arzt Otto Buchinger im Jahr 1917 an einer rheumatischen Arthritis erkrankte, konnte er sich, gerade einmal 40-jährig, kaum noch bewegen. Erst eine mehrwöchige Fastenkur heilte ihn von seinem Leiden und er wurde wieder so beweglich wie ein junger Mann. Von dieser eindrücklichen Erfahrung geprägt, gründete er wenige Jahre später seine erste Heilfastenklinik. Heilfasten nach Buchinger ist also über hundert Jahre alt – und doch kein bisschen altbacken!

Bei der von Buchinger entwickelten Art des Heilfastens werden einige Tage lang lediglich Säfte, Tees, Brühen und Wasser, aber keinerlei feste Nahrung aufgenommen. Die Methode, dem Körper durch diese Art Nahrungsentzug einen Neustart zu ermöglichen, hat sich bis heute kaum verändert. Und die Wissenschaft gibt ihr recht: Mittlerweile sind für die medizinische Wirksamkeit des Heilfastens nach Buchinger genug Nachweise bekannt, um es zu einer wirksamen Heilmethode zu erklären, die viele Beschwerden lindert und sogar verschwinden lässt.

WER SOLLTE NICHT FASTEN?

Manche Erkrankungen wie Diabetes Typ 1, Herz-, Nieren- oder Gallenleiden, Krebs und Gicht sind Ausschlusskriterien für ein Fastenvorhaben. Auch wer unter Untergewicht, Magersucht oder anderen Essstörungen leidet, sollte nicht fasten. In Wachstumsphasen ist es ebenso nicht angesagt, weshalb Kinder, Schwangere und Stillende ebenfalls darauf verzichten sollten.

WOZU ÜBERHAUPT FASTEN?

Die Fähigkeit zum Fasten ist uns in die Wiege gelegt worden: Wir alle fasten täglich, schon immer, und zwar wenn wir schlafen. Nonstop zu essen, würde uns unweigerlich krank machen. Unser Organismus braucht diese Erholungsphase dringend, um zu regenerieren und in der verdauungsfreien Zeit Reparaturen durchführen zu können. Dass Fasten eine biologische Notwendigkeit und eine Erholungsphase für Körper und Geist ist, bestätigen heute immer mehr Forschungen.

Weil Fasten zu können eine lebensnotwendige Einrichtung unseres Organismus ist,

ist unser Körper bestens darauf eingerichtet, mit Phasen des Nahrungsmangels zurechtzukommen. In solchen Mangelzeiten können wir auf die Reserven, die wir in Zeiten des Überflusses anlegt haben, zurückgreifen. Eine sehr sinnvolle Fähigkeit, immerhin war es in der längsten Zeit der Menschheitsgeschichte überhaupt nicht selbstverständlich, jederzeit Essen zur Verfügung zu haben – und ist es vielerorts leider bis heute nicht.

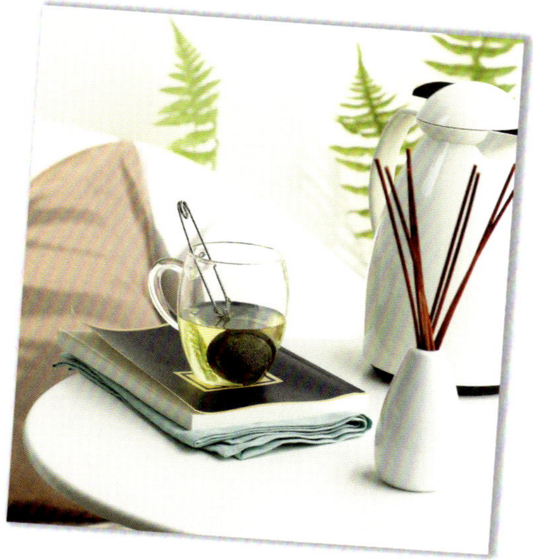

WAS KANN UNS FASTEN BRINGEN?

Mit Heilfasten drücken Sie für ein paar Tage die Stopptaste und ermöglichen Ihrem Organismus damit einen regelrechten Neustart. Für Ihren Körper ist das Fasten keine Belastung, sondern im Gegenteil sogar eine willkommene Gelegenheit für einen gründlichen Hausputz. Fasten bedeutet für den Organismus immer eine Auszeit, egal, ob es mehrtägige oder sogar mehrwöchige Fastenphasen wie bei der Buchinger-Methode sind oder aber kürzere Phasen über Stunden oder einzelne Tage wie beim Intervallfasten. Hin und wieder auf Nahrung zu verzichten und dem Körper damit die Gelegenheit zur Regeneration zu geben, ist fast so wichtig wie die Nahrungsaufnahme.

Die positiven Wirkungen des Fastens sind nicht nur spür-, sondern auch messbar: Die Insulinproduktion wird gedrosselt, die Fettspeicherung dadurch gebremst und Diabetes Typ 2 bessert sich. Fasten hilft bei Fettleber, Bluthochdruck, Migräne, chronischen Schmerzen, schwerer Erschöpfung, Rheuma, Multipler Sklerose und anderen entzündlichen Erkrankungen.

FETTRESERVEN WERDEN ANGEGRIFFEN

Weil unser Körper ständig darauf aus ist, Vorräte für schlechte Zeiten anzulegen, haben wir alle mehr oder weniger reichliche Fettreserven. Fett ist ein hervorragender Energiespeicher, der in nahezu unbegrenzter Größe angelegt werden kann. Heute aber wollen und brauchen wir diesen Speicher kaum und nutzen ihn eher selten.

Erst, wenn wir längere Zeit auf Nahrung verzichten, greift unser Körper auf diesen Speicher zurück – und das ist beim Fasten der Fall. Fasten ist also auch eine effektive Methode zur Gewichtsabnahme. Sie ist aber nur dann nachhaltig, wenn Sie nach dem Fasten nicht wieder in alte Essgewohnheiten zurückfallen, sondern Ihre Ernährung dauerhaft umstellen und auch dann noch Maß halten.

AUCH DIE SEELE PROFITIERT

Auch auf seelischer Ebene tut sich einiges: Die Konzentration von Stresshormonen sinkt, gleichzeitig ist die Wirkung des »Glückshormons« Serotonin verbessert: Wir fühlen uns weniger gestresst, ausgeglichener und die Laune steigt. Fasten kann also eine hervorragende Möglichkeit sein, wieder runterzukommen. Denn Heilfasten nach Buchinger bedeutet nicht nur den Verzicht auf feste Nahrung für eine gewisse Zeit, sondern auch eine seelische Reinigung. Deshalb gehören nicht nur körperliche Anwendungen wie Bürstenmassagen oder Leberwickel zum Buchinger-Heilfasten, sondern auch ein Rückzug in die Stille, das Besinnen auf sich selbst.

FASTEN IN DEN WELTRELIGIONEN

Ob der Ramadan in der islamischen Religion, bei dem 30 Tage lang erst nach Sonnenuntergang gegessen und getrunken werden darf, oder die christliche Fastentradition zwischen Aschermittwoch und Karfreitag, wo Fasten sich auch auf andere Bereiche beziehen kann, die uns ablenken: In vielen Religionen hat das Fasten seinen festen Platz. Dabei geht es um mehr Bewusstheit, darum, seinem Gott näher zu kommen, und um die Reinigung von Körper und Geist.

GEHT FASTEN IM ALLTAG?

Eine Heilfastenkur können Sie grundsätzlich auch in den normalen Alltag integrieren. Schon allein dadurch, dass die Essenszubereitung und das Essen selbst wegfallen, wird der Stress ein wenig reduziert. Trotzdem gehört sicherlich viel Willensstärke dazu, den Alltag während des Fastens zu meistern, ist er doch zum großen Teil durch Essenszeiten strukturiert. Gerade dann, wenn Sie das erste Mal fasten, ist das vielleicht eine Herausforderung zu viel.

Effektiver ist es, die Fastenzeit als Auszeit vom Alltag zu verstehen und dem Fasten in diesen Tagen die volle Aufmerksamkeit zu schenken. Eine andere Umgebung und ein Ausbrechen aus dem Alltagstrott sind zusätzlich hilfreich, mit den während des Fastens veränderten Gewohnheiten zurechtzukommen. Und natürlich fällt das Fasten auch leichter, wenn man dabei nicht von Menschen umgeben ist, die selbst nicht fasten. Sie müssen dazu keine Fastenkur buchen, aber Sie sollten sich bewusst einen Freiraum schaffen.

WIE FUNKTIONIERT FASTEN?

Buchinger selbst erklärte den Erfolg seiner Kur noch damit, dass der Körper durch den Nahrungszentzug »entschlackt« würde, also angesammelte »Stoffwechselschlacken«, schädliche Stoffwechselprodukte, aus dem Körper ausgeschwemmt würden. Wissenschaftlich ist diese Erklärung zwar nicht haltbar, weil sich keine Ablagerung schädlicher Stoffwechselprodukte nachweisen lässt. Alles aus der Nahrung, was der Körper nicht braucht, wird ständig über Niere, Darm, Lunge und Haut ausgeschieden. Aber dennoch ist eines sicher: Fasten stößt einen wohltuenden Reinigungsprozess im Körper an.

WAS PASSIERT WÄHREND DES NAHRUNGSENTZUGS?

Zunächst ernährt sich der Körper noch von seinen Glycogenreserven, gespeichertem Zucker, über den er üblicherweise seine Energie gewinnt. Diese Reserven sind nach dem ersten Fastentag schon fast aufgebraucht. Der niedrige Blutzuckerspiegel kann sich durch leichtere Beschwerden wie Kopfschmerzen und Kreislaufprobleme äußern und natürlich knurrt jetzt auch der Magen.

Der Körper muss auf eine andere Energiequelle zurückgreifen, und das sind zunächst körpereigene Eiweiße. In den nächsten Tagen wird daraus Energie gewonnen. Um einem Muskelabbau entgegenzuwirken, ist Bewegung jetzt besonders wichtig. Nach dem dritten Tag lässt das Hungergefühl allgemein nach und die Stimmung steigt dank der gestiegenen Serotonin- und Adrenalinspiegel.

Schon nach zwölf bis 16 Stunden setzt aber auch gleichzeitig eine weitere Energiegewinnungsart ein: Jetzt wird Fett zu sogenannten Ketonkörpern abgebaut und daraus Energie gewonnen. Man spricht bei der Umstellung von Glukose auf Ketonkörper als Energiequelle vom Metabolic

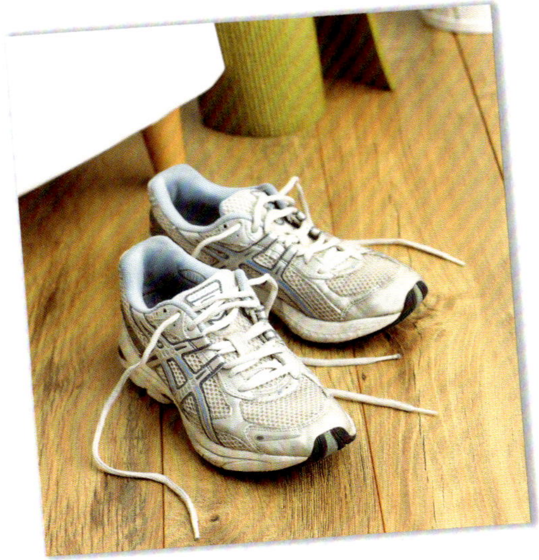

Switch. Die Nahrung wird beim Fasten dabei nicht mehr von außen zugeführt, sondern jetzt werden Nährstoffe aus den körpereigenen Speichern verwertet. Im Falle der Ketonkörper heißt das: Wir werden Fett los – wir nehmen ab.

AUTOPHAGIE – GIBT ES DIE SCHLACKEN DOCH?

Aber nicht nur Fett wird abgebaut, sondern auch anderen unerwünschten Stoffwechselprodukten geht es jetzt zunehmend an den Kragen. Der durch das Fasten ausgelöste Stress für den Körper bewirkt, dass Selbstreparaturmechanismen, die bei jedem Menschen immer im Hintergrund ablaufen, angeregt werden. Dabei wird jetzt vermehrt »Zellmüll«, also Abbauprodukte, die der Körper nicht braucht oder die sogar schädlich sind, umschlossen und ausgeschieden oder recycelt. Diese körpereigene Müllabfuhr ist es, die den reinigenden und erneuernden Effekt des Fastens erklärt und vielleicht ein wenig der überholten Vorstellung vom »Entschlacken« bzw. »Entgiften« entspricht.

ANDERE FASTENMETHODEN

Es gibt viele Möglichkeiten zu fasten. Drei der bekanntesten hier kurz vorgestellt:

Intervallfasten: Während beim Heilfasten mindestens fünf Tage auf feste Nahrung verzichtet wird, verfolgt das Intervallfasten ein anderes Konzept: Hier werden, abhängig von der jeweiligen Methode, kürzere Fastenphasen eingelegt. Bei der 5:2-Methode sind in der Woche zwei Fastentage mit sehr wenig Kalorienzufuhr angesagt, die übrigen fünf Tage wird normal gegessen. Eine andere Methode ist die 16:8-Variante: Nur in einem Zeitfenster von acht Stunden am Tag wird gegessen. Auch das Intervallfasten forciert die Autophagie.

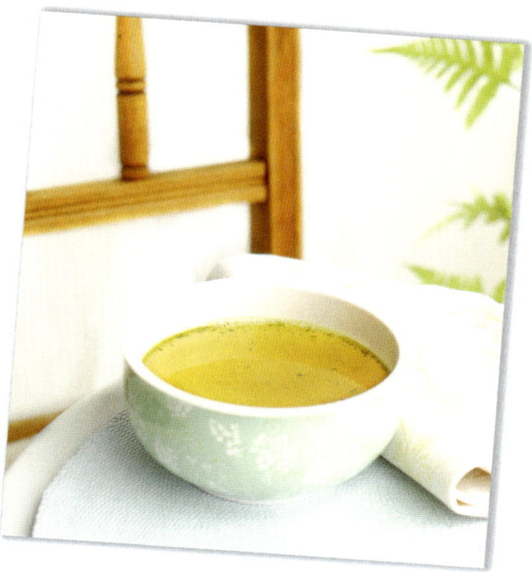

F.X. Mayr-Kur: Sie wird auch »Semmelkur« oder »Milch-Semmel-Fasten« genannt. Hier werden täglich 400 Kilokalorien in Form von in Milch eingeweichten Brötchen aufgenommen. Das ist natürlich nicht viel und durch das intensive Kauen (30- bis 40-mal pro Bissen), das die Verdauung anregen soll, kann auch kaum noch von essen die Rede sein.

Basenfasten: Die Basenfastenkur zählt auf basenbildende Lebensmittel. Das sind fast alle Gemüse- und Obstsorten, Kartoffeln, Salate, Pilze, Nüsse und Samen. Diese Lebensmittel werden auf drei Mahlzeiten am Tag verteilt. Sie dürfen beliebig zubereitet werden, dabei dürfen aber ausschließlich Lebensmittel aus der Gruppe der Basenbildner zum Einsatz kommen. Eine Darmreinigung alle zwei bis drei Tage sowie viel Bewegung gehören dazu.

DIE BESONDERHEIT DES BUCHINGER-HEILFASTENS

Beim Heilfasten nach Buchinger wird überhaupt keine feste Nahrung aufgenommen. Weil die Flüssigkeitsaufnahme aber – gerade beim Fasten – extrem wichtig ist, gehören zur Kur Tees, Säfte, Wasser, Brühen und gelegentlich auch geringe Mengen Milchprodukte. Ein Teelöffel Honig am Tag zum Süßen ist ebenfalls erlaubt. Damit ist der Input geringer Mengen von Vitaminen, Mineralstoffen und Kalorien gewährleistet.

Das Buchinger-Heilfasten beinhaltet außerdem eine intensive Vor- und Nachbereitung: Vor dem eigentlichen Fasten bereiten zwei Entlastungstage den Organismus auf den Nahrungsentzug vor. An diesen Tagen wird schon sehr wenig und nur sehr Schonendes, absolut Verträgliches gegessen. Abgeschlossen werden die Tage dann mit einigen Aufbautagen, an denen der Körper wieder allmählich an feste Nahrung und an die Verdauungstätigkeit gewöhnt wird.

Das Buchinger-Heilfasten beinhaltet darüber hinaus viel Bewegung während der Fastentage und ebenfalls eine spirituelle Dimension, die eine seelische Reinigung in Gang setzen soll. Es bedeutet deshalb mehr als nur den Verzicht auf Nahrung. Es geht ebenso darum, für die Dauer des Fastens mehr Achtsamkeit zu entwickeln, intensiver und bewusst wahrzunehmen.

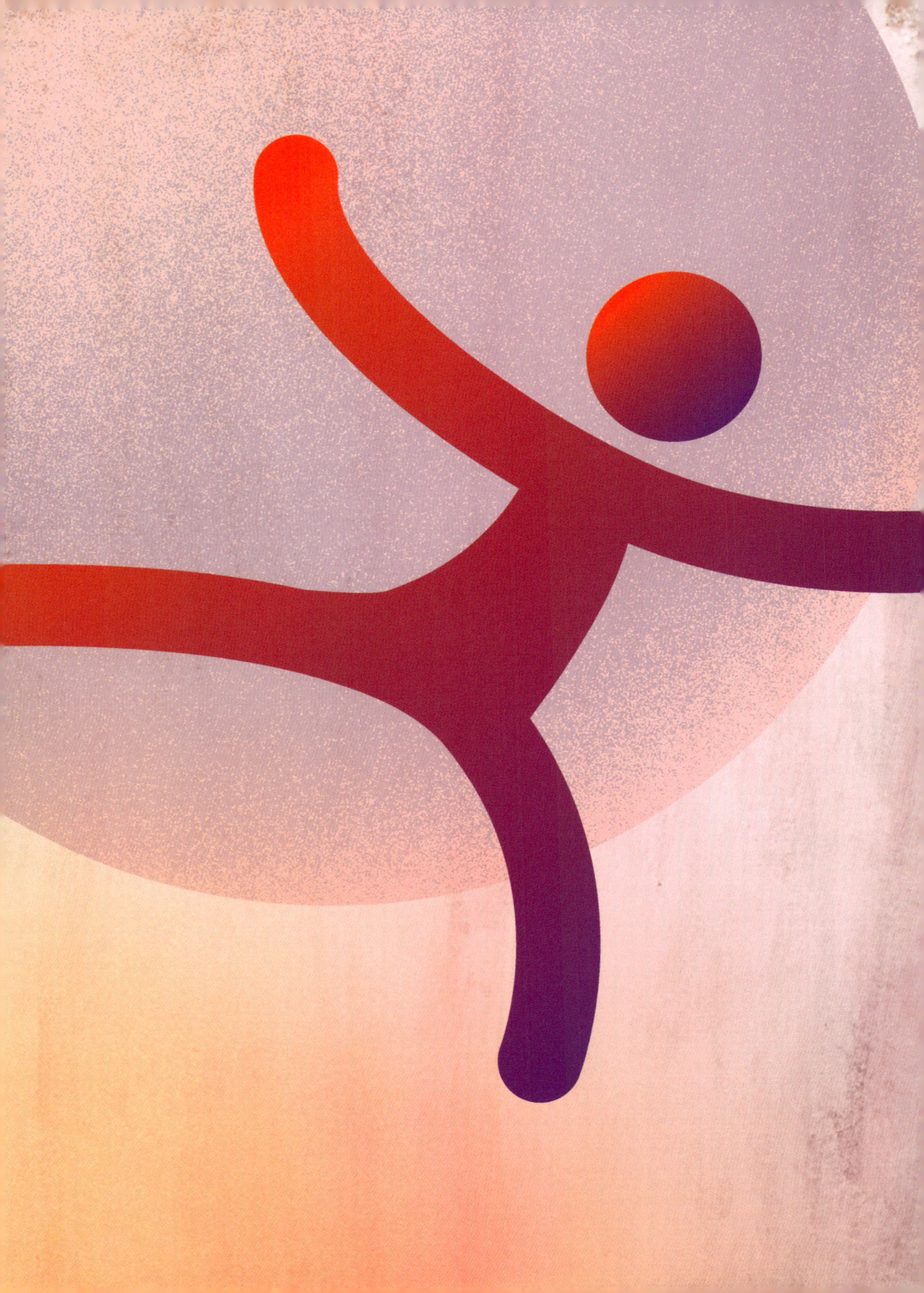

Das FASTEN-PROGRAMM

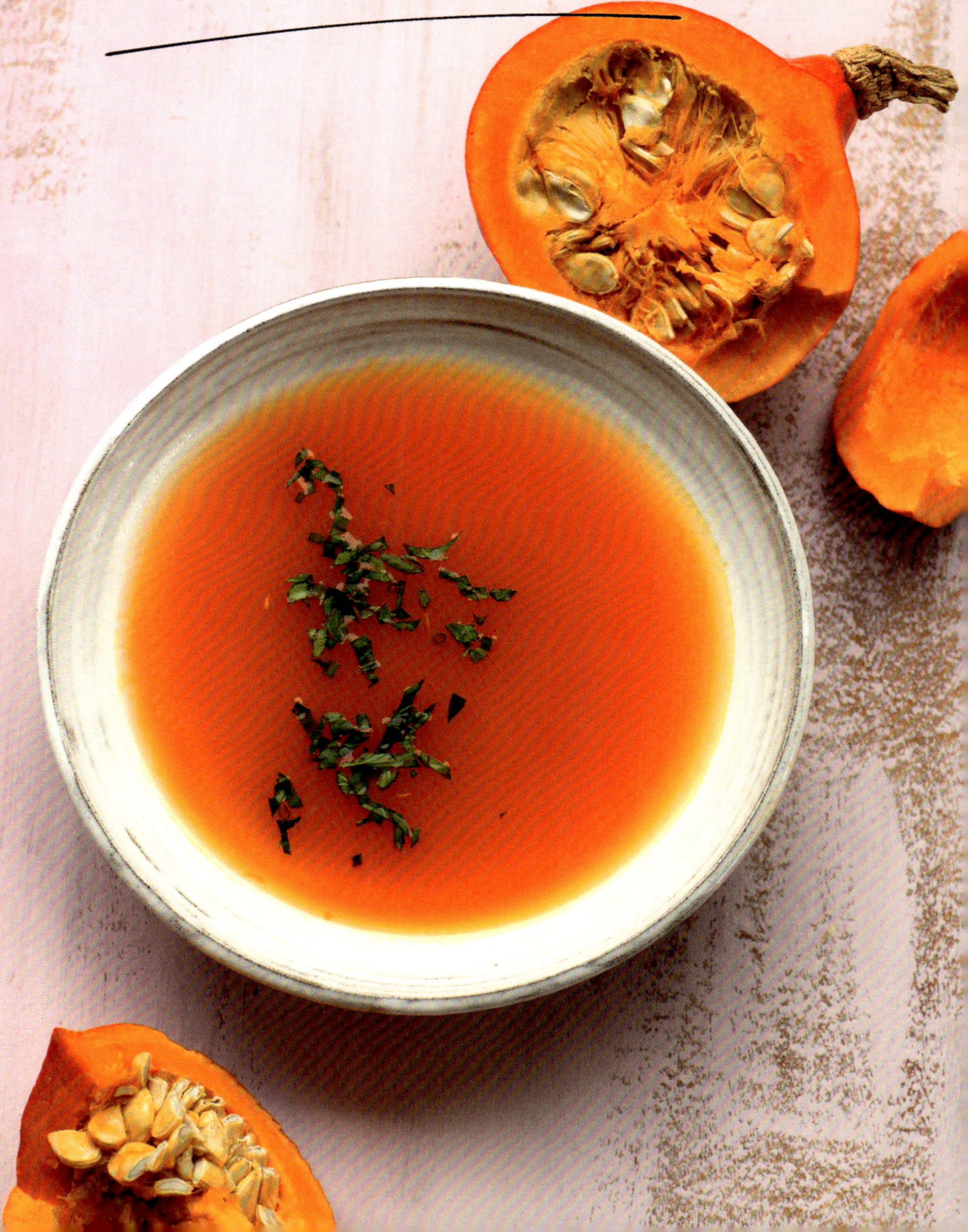

VORBEREITUNGEN UND ENTLASTUNGSTAGE

Mehrere Tage auf Nahrung zu verzichten, bedeutet für Ihren Organismus eine Umstellung, die eine gute Vorbereitung erfordert. Aber noch einmal: Keine Sorge, das Fasten ist keine schwere Belastung, sondern sogar eine willkommene Erholung für Ihren Körper.

Allerdings gehen während des Nahrungsverzichts Stoffwechselveränderungen vor sich, die sich auf Ihr Wohlbefinden auswirken könnten. Deshalb sollten Sie, selbst wenn Sie keine Beschwerden oder Vorerkrankungen haben, Ihren Hausarzt oder Ihre Hausärztin über Ihr Vorhaben unterrichten und möglichst auch einen Gesundheitscheck machen lassen. Ist alles in Ordnung, können Sie guten Gewissens starten.

GUTE VORBEREITUNG IST ALLES

Die kommenden Tage sollten Sie sorgfältig planen, damit Sie sich während des Fastens ganz auf sich konzentrieren können und nicht mit Organisiererei beschäftigt sind. Sie bereiten jetzt vor, was sich vorbereiten lässt, und besorgen sich schon einmal alles, was Sie während der Fastentage brauchen werden.

Gleichzeitig stimmen Sie sich auch schon langsam ein, indem Sie Ihren Körper über eine gut verträgliche und schonende Ernährung entlasten. Die beiden Entlastungstage erleichtern auch den Einstieg in das eigentliche Fasten, indem sie dabei helfen, den Appetit zu zügeln und das Hungergefühl zu mindern.

Kaffee ist während der Fastenwoche übrigens nicht erlaubt. Wer viel Kaffee im Alltag trinkt, sollte den Konsum schon vorab langsam herunterfahren. Sonst kommt es beim Fasten zu Entzugserscheinungen in Form von Kopfschmerzen.

Auch geistig sollten Sie in dieser Zeit schon etwas herunterfahren, Stress reduzieren und versuchen, bewusster wahrzunehmen. Am besten ist es, wenn Sie schon an den Entlastungstagen aus dem Alltag aussteigen können. Es ist aber nicht zwingend nötig. Versuchen Sie einfach, sich an diesen Tagen möglichst wenig aufzuladen und sich nicht stressen zu lassen.

Zwei Tage lang bereiten Sie Ihren Körper langsam auf das eigentliche Fasten vor und kümmern sich währenddessen auch um alles Notwendige für die kommenden Fastentage. Daran schließt sich ein Darmreinigungstag an. Und dann kann es mit dem eigentlichen Fasten losgehen.

ESSEN AN DEN ENTLASTUNGSTAGEN

An den Entlastungstagen essen Sie sehr schonend und geringere Mengen, als Sie es gewohnt sind. Drei Mahlzeiten sind möglich, viel mehr als insgesamt 600 Kilokalorien sollten es aber am Tag nicht sein. Dabei sollten Kohlenhydrate überwiegen, während Sie auf Fett so gut wie möglich verzichten und auch Eiweiß knapp bemessen sein sollte.

Achten Sie auf einwandfreie Qualität der Lebensmittel, am besten Bio mit hohem Standard, zum Beispiel in Bioland- oder Demeterqualität. Sie sollten Ihren Körper jetzt nicht mit Pestiziden oder Zusatzstoffen belasten. Die Lebensmittel sollten möglichst frisch sein, dann enthalten sie die meisten Vitamine.

Getreide und Kartoffeln: Was Getreide betrifft, sind vor allem Haferflocken top, denn sie enthalten mit dem Kohlenhydrat Beta-Glucan noch einen ganz besonderen Stoff, der den Darm mit einer schützenden Schicht überzieht. Als Müsli oder Porridge sind sie sättigend und damit das ideale Lebensmittel für die Entlastungstage. Auch andere kohlenhydratreiche Getreide wie Naturreis, Maisgrieß (Polenta) sowie Kartoffeln schonen jetzt den Darm.

ÜBERSICHT ÜBER DIE FASTENTAGE

Tag 1 und 2: Entlastungstage
Tag 3: Darmreinigungstag
Tag 4 bis 10: Fastenwoche
Tag 11: Fastenbrechen
Tag 12 bis 14: Aufbautage

Gemüse hat viele Vitamine, Mineral- und Ballaststoffe. Es ist ideal für die Entlastungstage geeignet. Mit einer kleinen Einschränkung: Blähende Gemüsesorten wie Hülsenfrüchte, Kohl oder Sauerkraut würden den Darm jetzt zu sehr in Anspruch nehmen. Aber die Palette ist immer noch groß genug: Gut geeignet sind beispielsweise Möhren, Gurken, Fenchel, Kürbis, Kohlrabi, Erbsen, Tomaten und Zucchini.

Obst: Wegen des teilweise hohen Zuckergehalts sollten Sie nicht allzu viel sehr süßes Obst essen. Der Zucker löst eine Insulinreaktion aus, die Hunger fördert – nicht gerade das, was vor dem Nahrungsentzug hilfreich wäre. Exoten wie Bananen, Mangos, Ananas und Feigen sollten Sie weglassen, ebenso Weintrauben und Honigmelonen. Im mittleren Bereich befinden sich Äpfel, Birnen, Nektarinen und Kirschen. Davon können Sie etwa eine Handvoll pro Tag essen. Weniger zuckerhaltige und damit noch besser passende Sorten sind Beeren, zum Beispiel Himbeeren, Erdbeeren, Heidelbeeren, Brombeeren, Johannisbeeren und Stachelbeeren, sowie Wassermelonen.

Salate: Alle Salatsorten sind für die Entlastungstage gut geeignet, weil sie durch ihren hohen Wassergehalt gut sättigen, aber kaum Kalorien haben. Mit ebenso geeigneten Gemüsesorten angereichert und mit etwas Essig und Öl angemacht sind sie während der Entlastungstage gute kalorienarme Mahlzeiten.

Nüsse, Samen, Öle: Pflanzliche Öle enthalten wertvolle ungesättigte Fettsäuren, die unter anderem für Sättigung sorgen. Auch Nüsse und Samen sind fettreich und daher gut sättigend. Da Öle, Nüsse und Samen nur in kleinen Mengen gegessen werden, ist die Fettzufuhr über sie auch während der Entlastungstage nicht zu hoch.

ESSENSVORSCHLÄGE FÜR DIE ENTLASTUNGSTAGE

An den Entlastungtagen haben Sie die Wahl zwischen verschiedenen Lebensmitteln:

Hafer- oder Reistage: Haben Sie einen empfindlichen Magen bzw. Darm, dann könnten oder Hafer- oder Reistage für Sie am besten geeignet sein: 180 Gramm gegarten Naturreis oder 120 g Haferflocken auf drei Mahlzeiten verteilen und mit 300 g ungesüßtem gedünstetem Obst oder Gemüse essen.

Kartoffeltage: An einem Kartoffeltag können Sie 250 g Pellkartoffeln auf drei Mahlzeiten verteilen, die Sie mit wenig Leinöl genießen.

Gemüse- und Obsttage: Wenn Sie Gemüse und Obst vorziehen, dann verteilen Sie anderthalb bis zwei Kilo gut verträgliches Gemüse und Obst auf vier bis fünf Mahlzeiten über den Tag, roh oder gedünstet.

Oder ganz was anderes? Sie hätten lieber mehr Abwechslung? Kein Problem. Sie müssen keinesfalls zwingend bei einer Lebensmittelgruppe bleiben, sondern können aus den Möglichkeiten wählen. Ein paar Ideen für schonende Mahlzeiten sind in diesem Buch für Sie zusammengestellt. Essen Sie aber möglichst am Abend keine Rohkost, das belastet den Darm zu sehr. Morgens könnte es Haferporridge (Seite 20)oder Polenta-Apfel-Brei (Seite 22) geben, mittags Kürbis-Kartoffel-Gemüse (Seite 26) und abends Reis mit Birnenkompott (Seite 24) oder Brokkoli-Mandel-Suppe (Seite 28).

VORBEREITUNG FÜR DIE FASTENTAGE

Während der Entlastungstage bereiten Sie alles für die Fastentage vor. Ihre Nahrung wird dann aus Brühen, Säften und Tees bestehen. Hiervon sollten Sie sich vorab einen Vorrat anlegen.

Säfte: Ideal ist es, wenn Sie die Säfte selbst frisch pressen können. Besitzen Sie keinen Entsafter, können Sie sich für die Dauer der Fastentage vielleicht jetzt einen im Freundes- oder Bekanntenkreis ausleihen. Auch für die Säfte kaufen Sie jetzt schon ein: Zum Entsaften eignen sich Obst und Gemüse wie Möhren, Rote Bete, Äpfel und Orangen. Fertige Säfte gehen natürlich auch, achten Sie dabei aber auch auf Bio-Qualität. Besorgen Sie sich außerdem für die Darmreinigung Sauerkrautsaft in Bio-Qualität, er wirkt stark abführend. Es gibt ihn in Bioläden und Reformhäusern zu kaufen.

Brühen: Die Brühen kochen Sie selbst vor, dann sind sie am gehaltvollsten. Sie brauchen dafür Gemüse sowie frische Kräuter. Drei Rezepte finden Sie ab Seite 42. Frieren Sie die Brühen dann für die nächsten Tage portionsweise ein und wärmen Sie sie auch portionsweise auf.

Tees: Was Tees betrifft, können Sie frei aus dem großen Angebot wählen. Wählen Sie am besten Bio-Kräutertees. Grüner und schwarzer Tee sind an den Fastentagen wegen der aufputschenden Wirkung nur bedingt geeignet, obwohl grüner Tee ansonsten sehr gesund ist. Hin und wieder eine Tasse grüner Tee ist aber möglich.

Was Sie noch tun können: Während des Fastens haben Sie viel Zeit für sich selbst, die Sie auch nur für sich allein nutzen sollten. Überlegen Sie sich schon, wie Sie sie verbringen möchten: mit schöner, beruhigender Musik, mit dem Lesen eines guten Buches oder dem Hören eines Hörbuchs. Vielleicht möchten Sie auch ein Fastentagebuch führen, in dem Sie Ihre Stimmung, Ihre körperliche Verfassung und Ihre Gedanken festhalten.

Gibt es Hobbys oder Tätigkeiten, die Sie gern machen und die vielleicht etwas eingeschlafen sind? Das könnten zum Beispiel Malen, Stricken oder Nähen sein, Gartenarbeit oder Museumsbesuche. Wenn Ihnen etwas einfällt, dann ist jetzt die Zeit, die Vorbereitungen dafür zu treffen. Denken Sie auch an mögliche Anwendungen, die Sie in dieser Zeit unterstützen können, zum Beispiel Leberwickel oder ein wohltuendes Schaumbad.

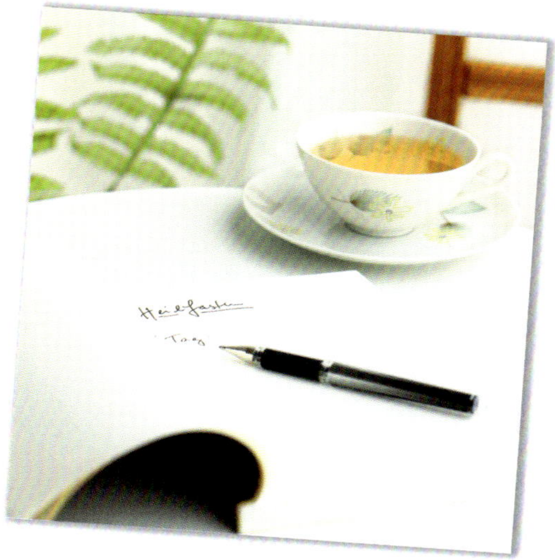

Alles, was Sie in der Fastenzeit brauchen könnten, sollten Sie sich jetzt schon besorgen – also Bücher, Musik und Tagebuch, aber auch alle Utensilien, die für die Anwendungen notwendig sind.

BEWEGUNG UND SPORT

Zum Fasten gehören Bewegung und Sport. Welche Art der Bewegung Sie wählen, ist Ihnen überlassen. Vielleicht ist Yoga für Sie das Richtige oder eher Wandern? Gehen Sie lieber Schwimmen, fahren Rad oder joggen Sie gerne? Kleidung und Zubehör für Ihre Lieblingsbewegungs- und -sportarten sollten Sie also auch zur Hand haben, wenn Sie sie brauchen.

HAFERPORRIDGE MIT ZIMT

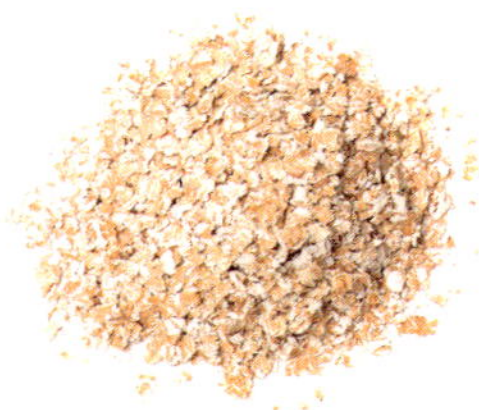

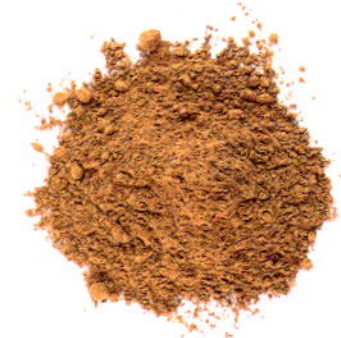

425 g
ZARTE HAFERFLOCKEN

¼ TL
ZIMT

AUS DEM VORRAT: SALZ

1 PORTION

3 MIN. + 4 MIN. QUELLEN

Haferflocken, 425 ml Wasser und Salz in einem kleinen Topf bei starker Hitze unter ständigem Rühren zum Kochen bringen. • Topf von der Platte ziehen und den Porridge noch 3–4 Min. quellen lassen. • Zimt unterrühren.

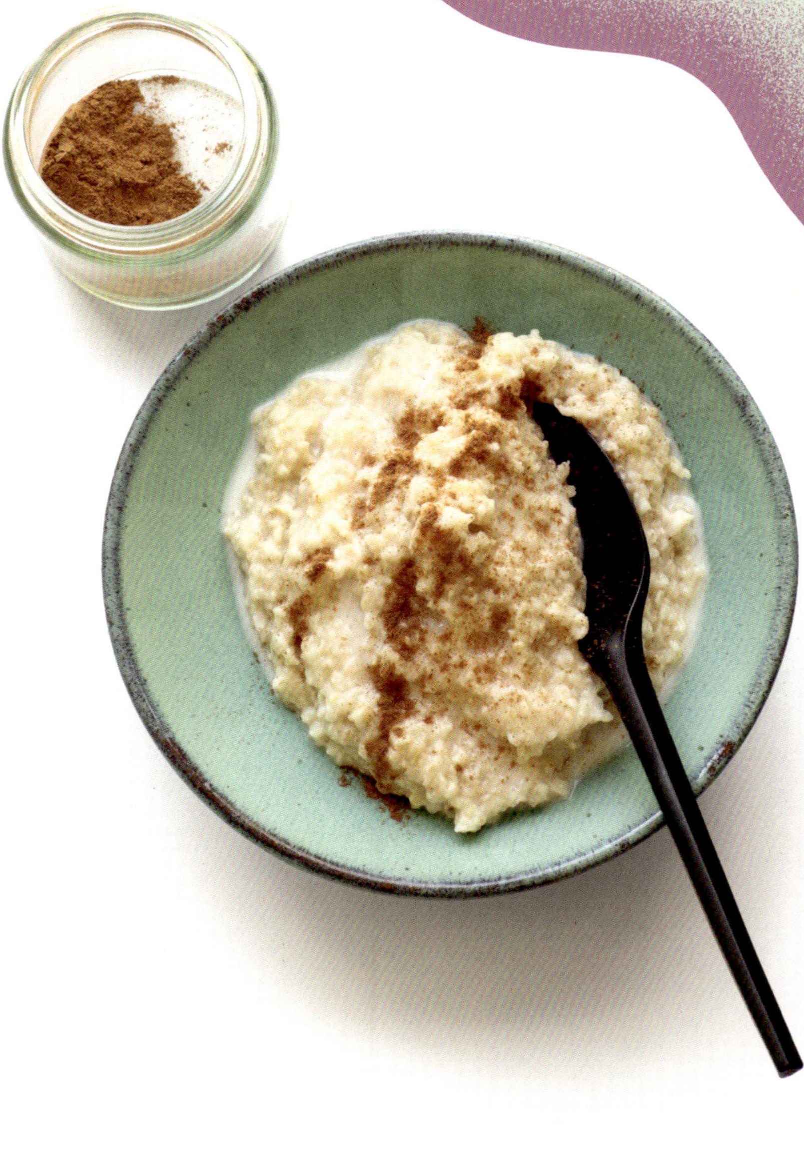

POLENTA-APFEL-BREI

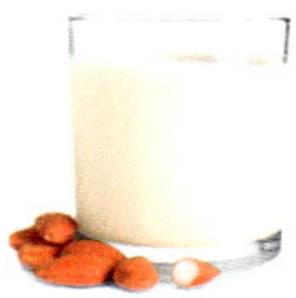

175 ml
MANDELDRINK

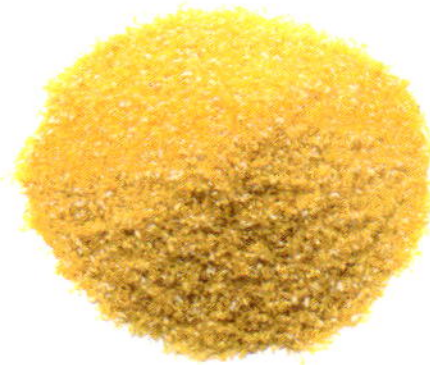

40 g
POLENTA

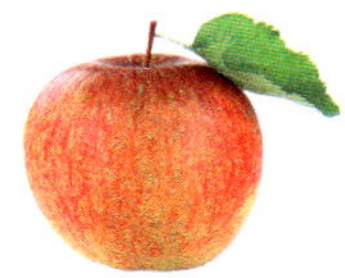

1
KLEINER APFEL

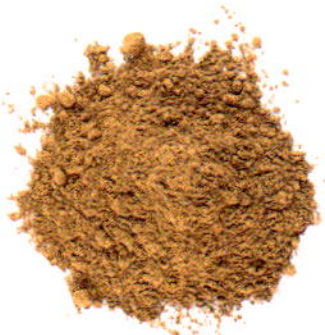

1 Msp.
ZIMT

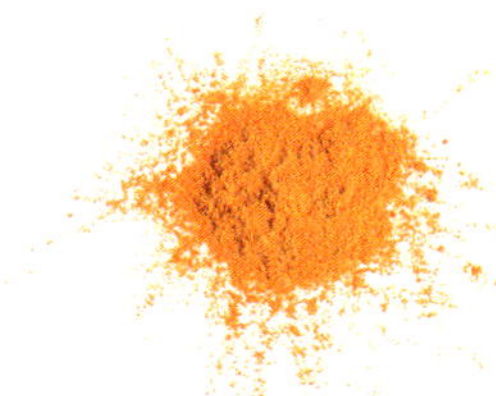

1 Msp.
GEMAHLENE KURKUMA

AUS DEM VORRAT: SALZ

1 PORTION

10 MIN. + 20 MIN. QUELLEN

Mandeldrink mit Polenta und 1 Msp. Salz in einem kleinen Topf aufkochen. • Auf schwache Hitze reduzieren und unter gelegentlichem Rühren einige Min. köcheln lassen. • Apfel vierteln, Kerngehäuse entfernen, Fruchtfleisch reiben. • Zimt und Kurkuma unterrühren. • 20 Min. auf der ausgeschalteten Herdplatte quellen lassen.

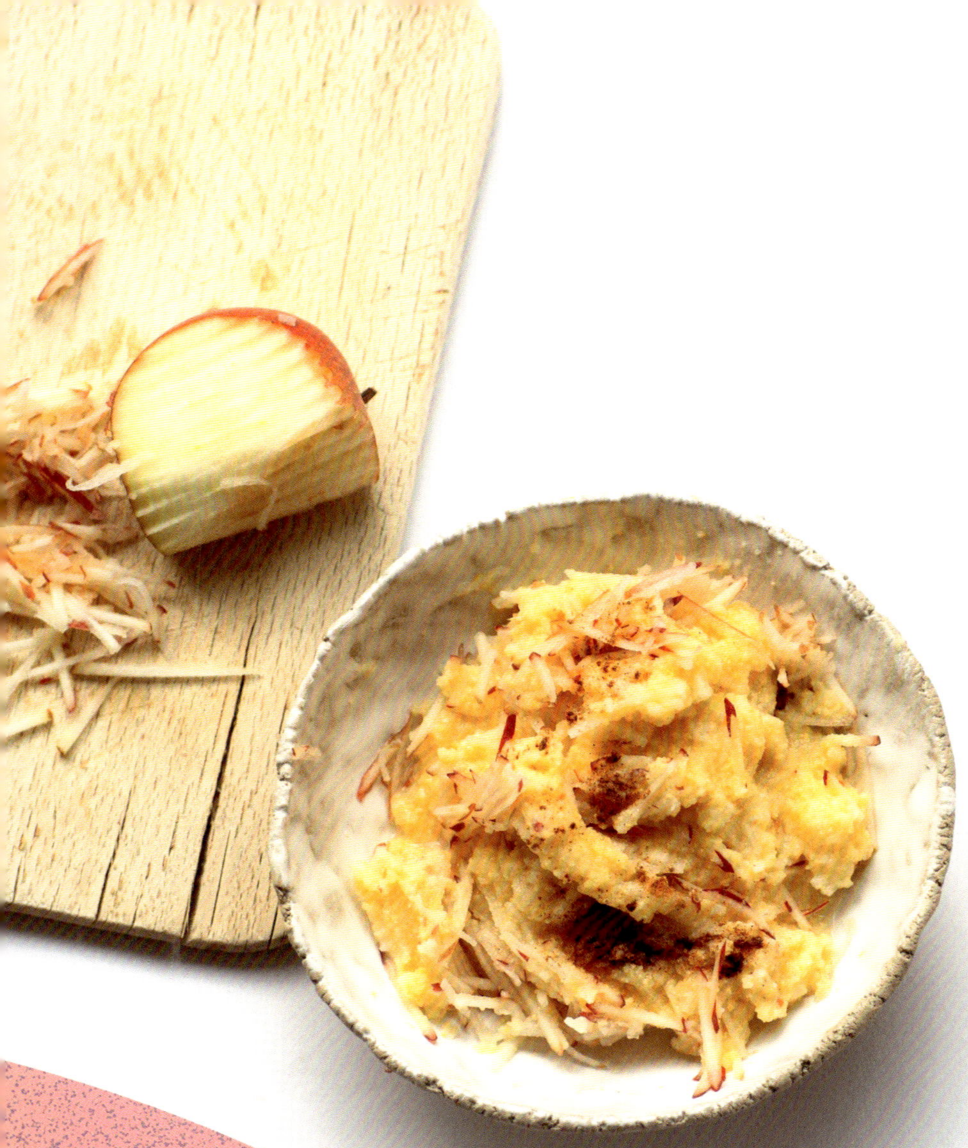

REIS MIT BIRNENKOMPOTT

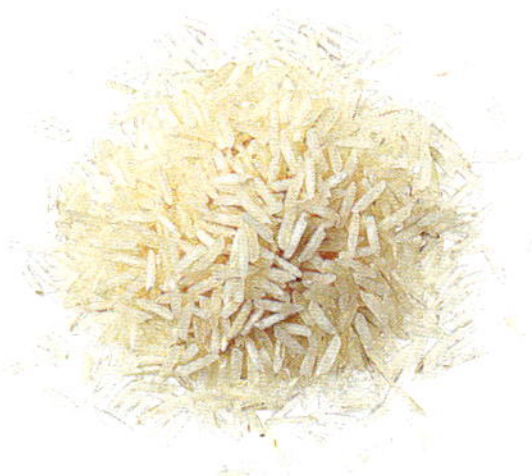

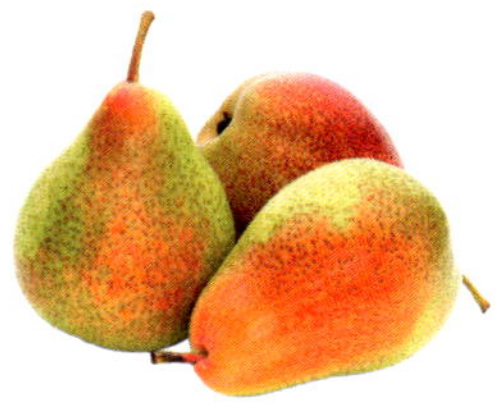

150 g NATUR- ODER BASMATIREIS

3 BIRNEN

AUS DEM VORRAT: SALZ

3 PORTIONEN

20–40 MIN. KOCHEN, JE NACH REISART

Reis in der doppelten Menge Wasser mit 1 Msp. Salz aufkochen. • Nach Packungsanweisung gar kochen. • Birnen waschen, vierteln, Kerngehäuse entfernen. • Birnen klein schneiden. • In wenig Wasser in einem kleinen Topf aufkochen, einige Min. dünsten, bis die Birnen weich sind. • Reis mit Birnen auf drei Mahlzeiten über den Tag verteilen.

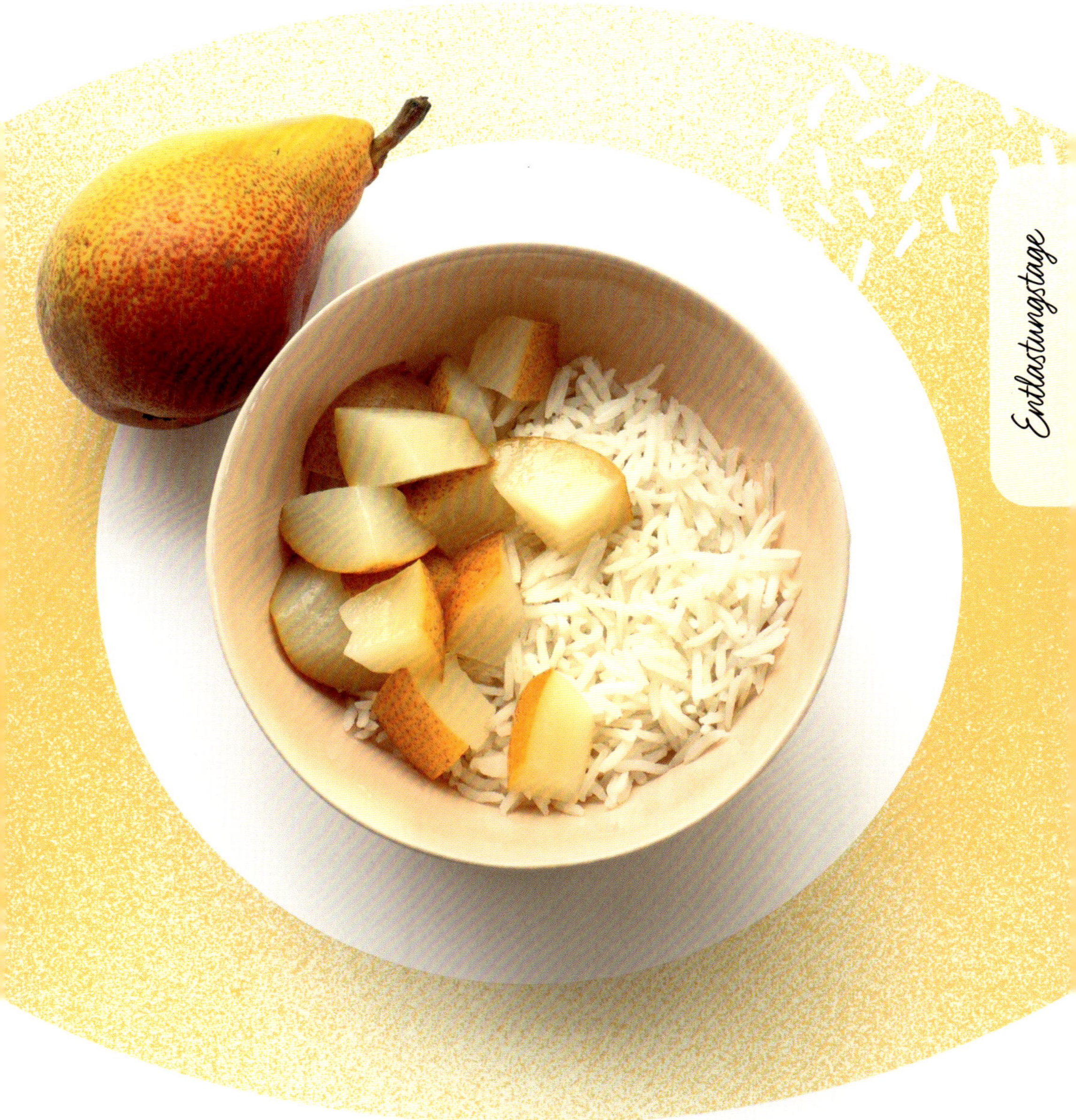

KÜRBIS-KARTOFFEL-GEMÜSE

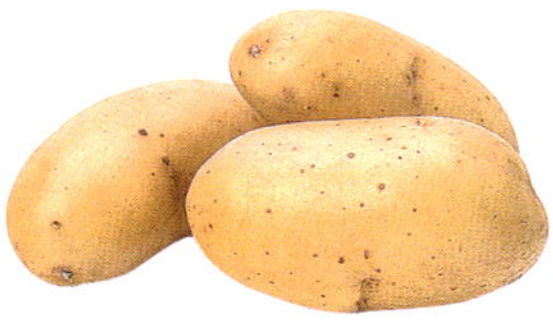

100 g
KARTOFFELN

100 g
MÖHREN

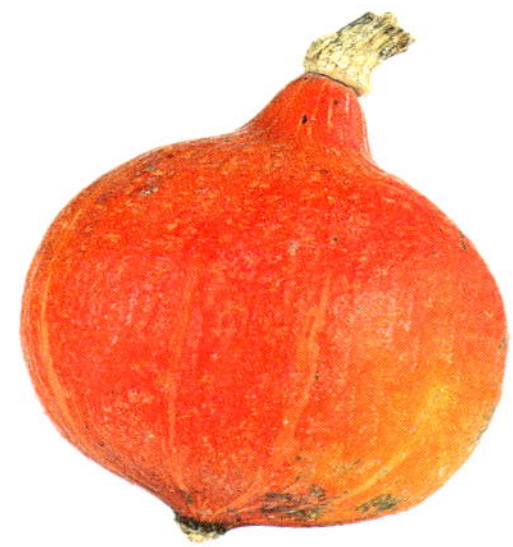

125 g
HOKKAIDOKÜRBIS

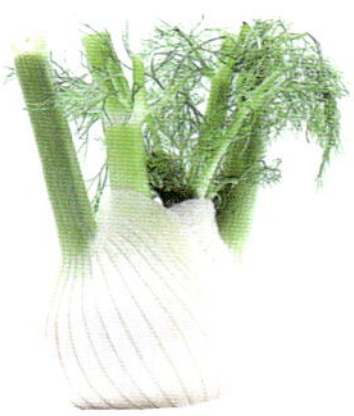

150 g
FENCHEL

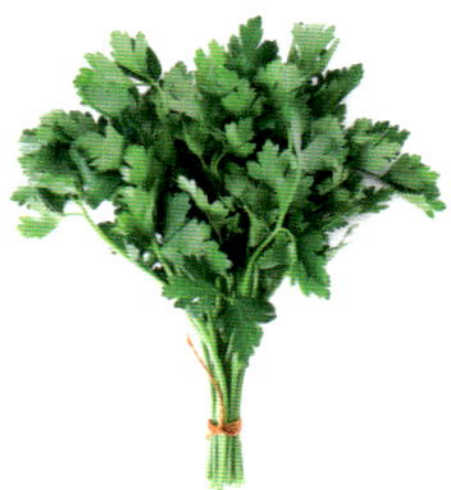

einige
PETERSILIENSTÄNGEL

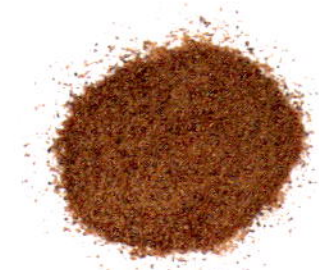

1 Prise
FRISCH GERIEBENE MUSKATNUSS

AUS DEM VORRAT: OLIVENÖL · SALZ

1 PORTION

10 MIN. + 20 MIN. GAREN

Kartoffeln, Möhren und Kürbis schälen, in kleine Stücke schneiden. • In einem Topf mit sehr wenig Wasser 15 Min. garen. • Fenchel waschen und in kleine Stücke schneiden. • Zu dem anderen Gemüse geben, weitere 5 Min. garen. • Petersilie waschen, fein hacken. • Mit 1 EL Olivenöl, Salz und Muskatnuss unter das Gemüse mischen.

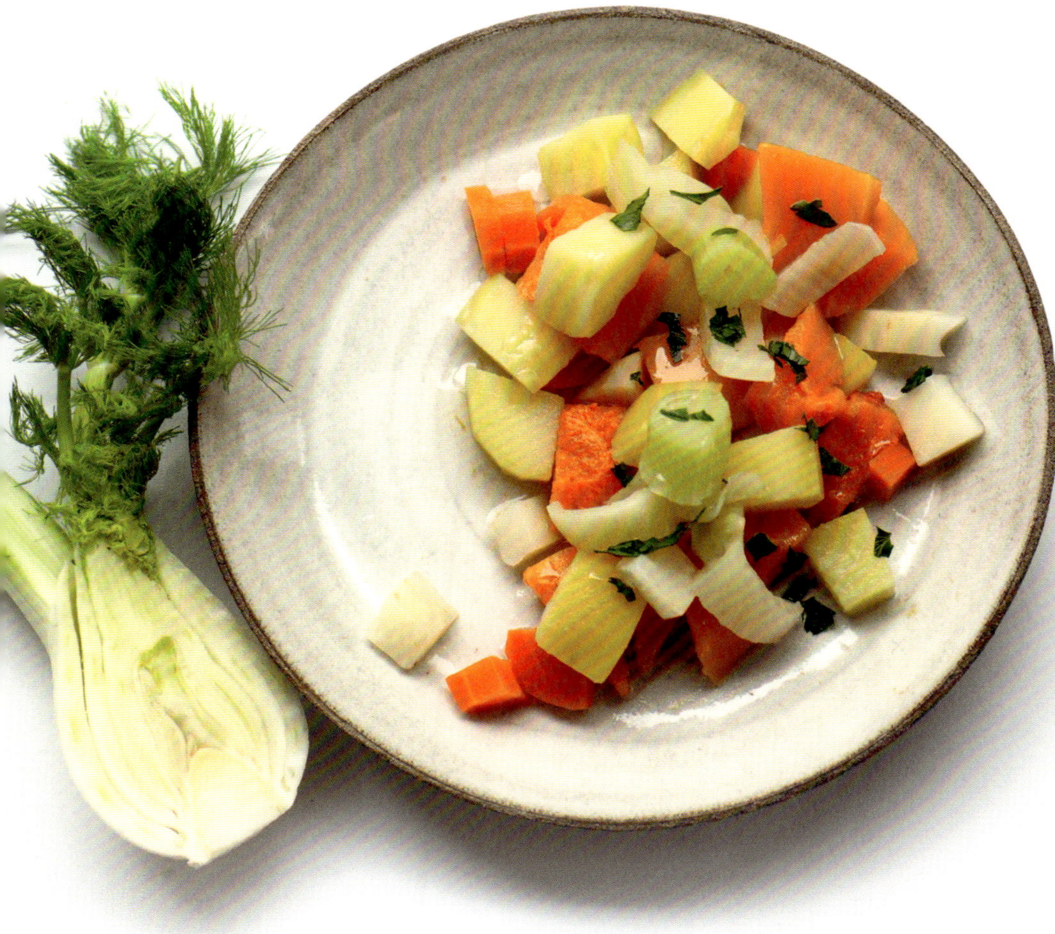

BROKKOLI-MANDEL-SUPPE

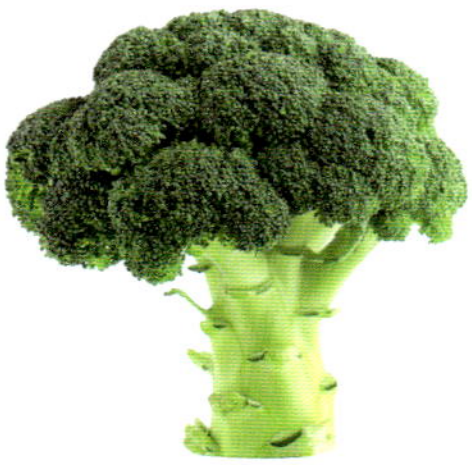

250 g
BROKKOLI

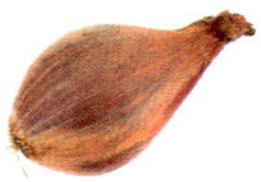

1
SCHALOTTE

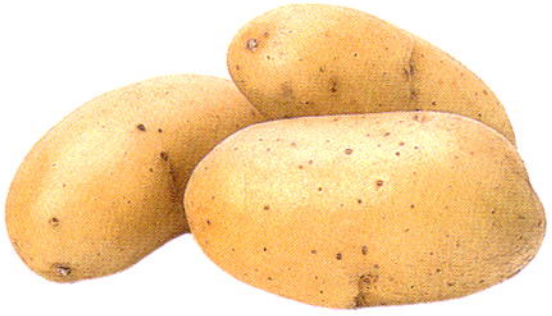

100 g
KARTOFFELN

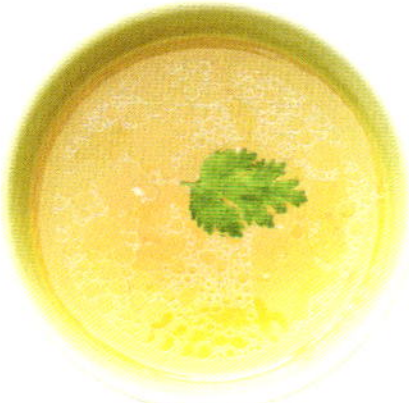

500 ml
GEMÜSEBRÜHE

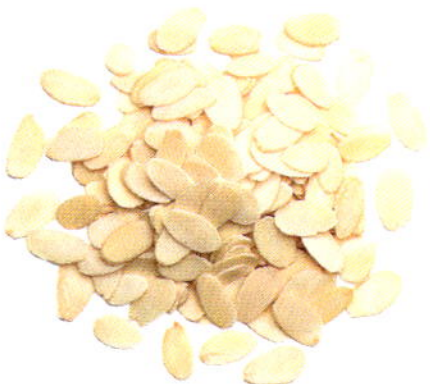

50 g
MANDELBLÄTTCHEN

AUS DEM VORRAT OLIVENÖL

2 PORTIONEN

10 MIN. + 15 MIN. KOCHEN

Brokkoli waschen, in Röschen schneiden. • Schalotte und Kartoffeln schälen, fein würfeln. • Beides mit 1 EL Öl andünsten, Gemüsebrühe zugießen. • Bei mittlerer Hitze ca. 15 Minuten köcheln lassen. • Die Hälfte der Mandelblättchen in einer Pfanne ohne Fett anrösten, übrige unter die Suppe rühren. • Suppe pürieren, abschmecken, mit Mandelblättchen bestreuen.

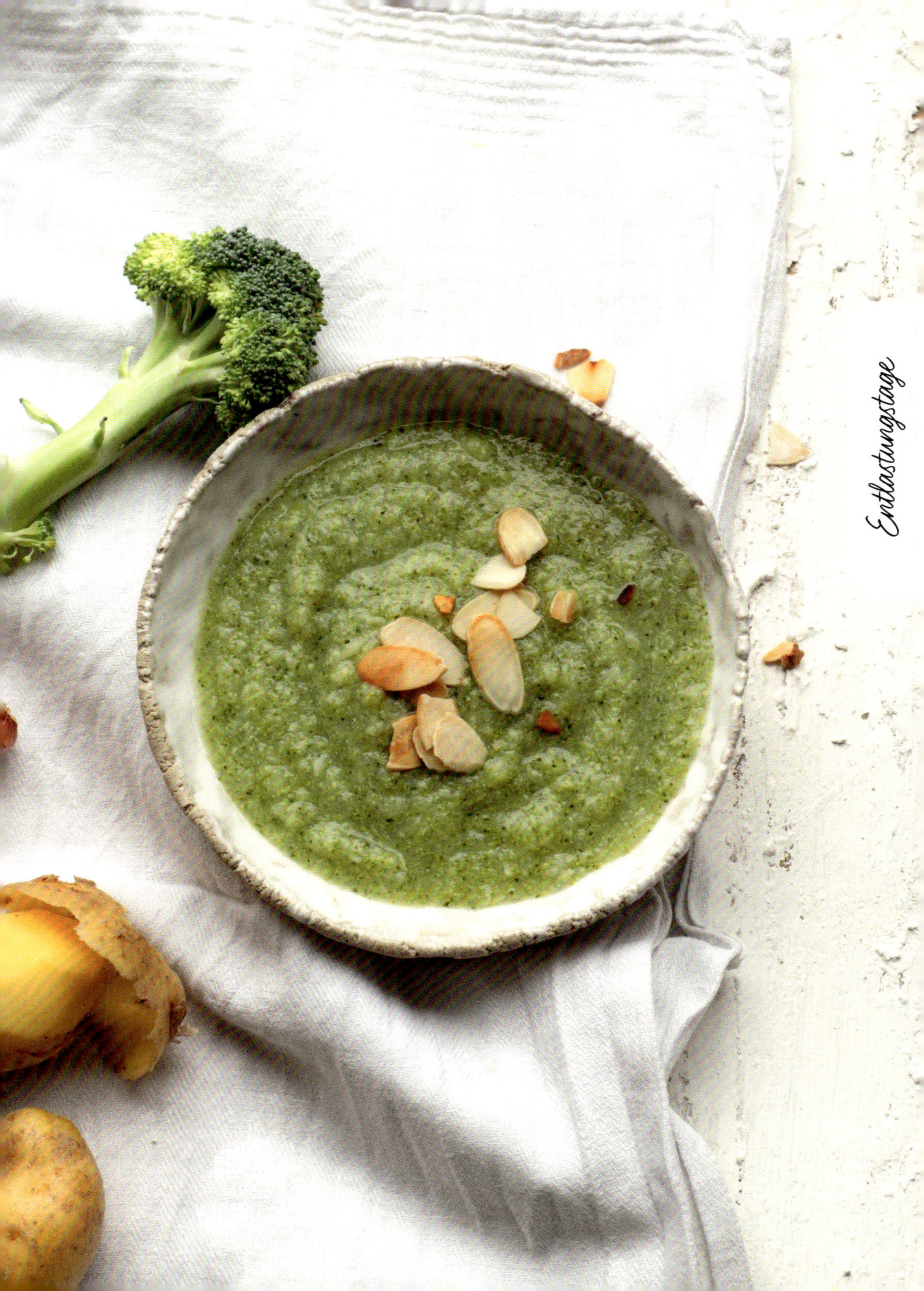

EINKAUFSLISTE FÜR ENTLASTUNGSTAGE UND FASTENWOCHE

Lebensmittel für die beiden Entlastungstage

Wählen Sie aus folgenden Vorschlägen:

- 240 g Haferflocken und 600 g Obst oder
- 360 g Vollkornreis und 600 g Obst oder
- 500 g Kartoffeln und 1 kleines Fläschchen Leinöl oder
- 3 bis 4 Kilo Obst und Gemüse oder
- ganz anders, die Zutaten für die ausgewählten Rezepte (ab Seite 20)

Lebensmittel für die Fastenwoche

- ca. 3 Kilo Gemüse für die Gemüsebrühe
- Bio-Obst und -Gemüse für 1,5 bis 2 Liter Saft oder fertige Bio-Obst- oder -Gemüsesäfte (2 Flaschen à 1 Liter oder kleinere Flaschen für eine größere Sortenauswahl)
- Bio-Kräutertees nach Geschmack und zur Linderung von Beschwerden, zum Beispiel Kamille, Lindenblüten, Pfefferminze, Verbene
- 10 bis 15 Liter Mineralwasser (still oder mit wenig Kohlensäure)
- ca. 50 g Glaubersalz (aus der Apotheke, Seite 34)
- Leinsamen bei Darmträgheit

Eine Übersicht finden Sie auf der Abbildung rechts.

Außerdem brauchen Sie noch

- bequeme Kleidung (Jogginganzug, Bademantel)
- warme Kleidung (Pullover, Socken, Schal, Mütze, Handschuhe)
- Wanderkleidung und -schuhe
- Regenkleidung
- Sportkleidung für den Sport Ihrer Wahl, Badesachen, Yogamatte usw.
- Wärmflasche und Waschlappen oder dünnes kleines Handtuch
- großes Handtuch
- Körperbürste oder Massagehandschuh
- Einlaufgerät (Irrigator) und Vaseline oder Kokosöl
- duftende Bio-Körperlotion oder -Öl nach Wunsch
- Tagebuch
- Bücher und Hörbücher
- Lieblingsmusik
- Utensilien für Hobby/Beschäftigung wie Malen, Stricken, Nähen, Heimwerken o. Ä.

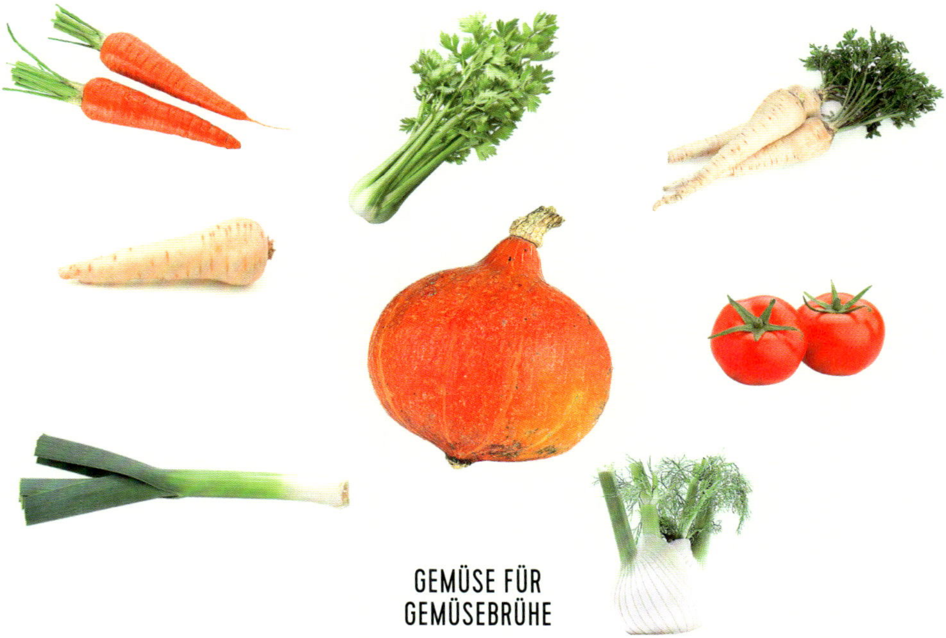

GEMÜSE FÜR GEMÜSEBRÜHE

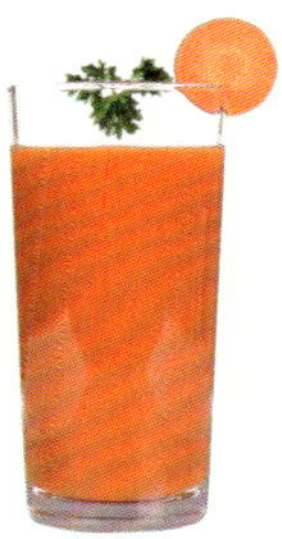

OBST- ODER GEMÜSESÄFTE

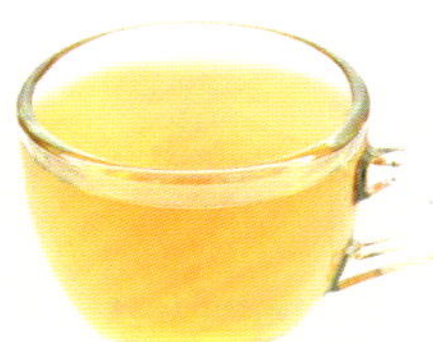

KRÄUTERTEES

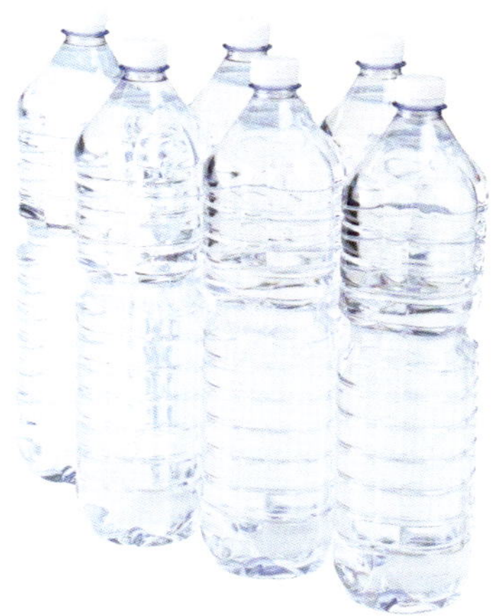

MINERALWASSER

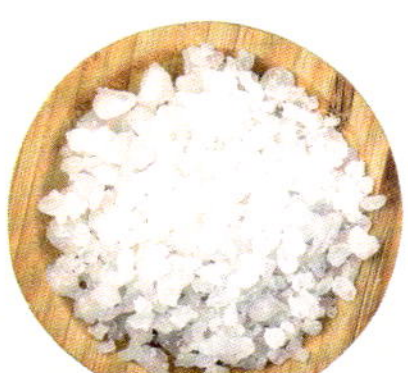

GLAUBERSALZ

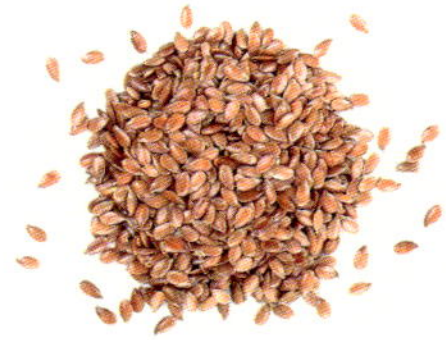

LEINSAMEN

IHRE FASTENWOCHE

Nach den beiden Entlastungstagen beginnt das eigentliche Fasten: An den nächsten Tagen besteht Ihre Nahrung nur noch aus Säften, Brühen, Tees und Wasser. Vorab haben Sie schon dafür gesorgt, dass das Umfeld für Sie stimmt, Sie sich an dem Ort, den Sie gewählt haben, wohlfühlen und alles Nötige vorhanden ist. Stellen Sie auch sicher, dass Sie die nächsten Tage möglichst frei von Störungen verbringen können.

WIE LAUFEN DIE FASTENTAGE AB?

Ab nun gibt es sieben Tage lang nichts mehr zu essen. Jeder Ihrer sieben Fastentage wird kulinarisch gesehen ähnlich verlaufen. Frei nach Ihren persönlichen Vorlieben nehmen Sie nur noch Flüssigkeiten zu sich. Diese stürzen Sie aber nicht in einem Rutsch hinunter, sondern genießen sie ganz bewusst Schluck für Schluck. Dazwischen machen Sie jeweils kurze Pausen.

Zwischen den »Trinkmahlzeiten« am Tag dürfen und sollten Sie auch viel Wasser oder Kräutertee trinken, mindestens zwei Liter, damit Ihr Flüssigkeitshaushalt im Lot ist. Das ist an heißen Tagen und wenn Sie außerdem noch Sport treiben natürlich besonders wichtig, dann sollten es bis zu drei Liter sein.

Ein ganz wichtiges Element in Ihrer Fastenwoche ist viel Bewegung, damit der Stoffwechsel in Schwung kommt und so die Reinigung gefördert wird.

Das dritte Element ist die seelische Bewusstwerdung, das Stichwort lautet: Achtsamkeit. Alle drei Elemente bilden beim Buchinger-Fasten eine Einheit.

Morgens: Den Tag beginnen Sie am besten mit einem Glas heißem Morgentee, einem Kräutertee nach Wahl. Wenn Ihnen danach ist, können Sie Ihren Tee mit einem Löffel Honig süßen. Oder Sie schlecken den Honig direkt vom Löffel, dann werden seine wertvollen Enzyme nicht durch die Hitze des Tees zerstört.

Mittags: Als flüssiges Mittagessen eignet sich ein 200-ml-Glas Obst- oder Gemüsesaft oder eine heiße Fastenbrühe. Säfte trinken Sie schluckweise, Brühe löffeln Sie langsam. Nach jedem Portiönchen machen

Sie eine kurze Pause. Auch Tee oder nur Mineralwasser sind geeignet.

Nachmittags: Zur Teatime passt eine Tasse Kräutertee. Wenn Sie morgens keinen Honig in den Tee gegeben haben, dann können Sie nach Wunsch nun mit einem Teelöffel süßen. Gab es morgens schon Honig, dann wäre ein zweiter Löffel Honig jetzt zu viel.

Abends: Jetzt tut eine Tasse (250 ml) Fastenbrühe gut, die Sie wieder langsam löffeln.

Zwischendurch: Trinken, trinken, trinken.

Bewegungsprogramm

Bewegen Sie sich jeden Tag ausgiebig bzw. treiben Sie Sport. Das kann ein ausgedehnter zügiger Spaziergang sein, eine Ausfahrt mit dem Rad, eine Yogaeinheit, Gymnastik oder Dehnübungen, Nordic Walking, Schwimmen oder Rudern – was auch immer Sie mögen.

Sie sollten dadurch einerseits gefordert sein, sich aber andererseits nicht völlig auspowern. Gerade an den ersten drei Fastentagen, wenn sich der Kreislauf umstellt, müssen Sie noch etwas vorsichtig sein. Probieren Sie aus, wie viel Ihnen guttut.

Die Bewegung sorgt dafür, dass Ihr Körper seine Stoffwechselprodukte schneller loswird, die durch die Autophagie (Seite 11) ausgeschieden werden sollen. Zudem müssen Sie Ihren Kreislauf in Schwung halten.

OHRENMASSAGE

Massieren Sie Ihre Ohrmuschel, während Sie noch im Bett liegen. Hier befinden sich ganz viele Akkupressurpunkte, die Sie durch die Massage aktivieren. Das macht wach und belebt.

Achtsamkeit leben

Nehmen Sie alles, was Sie tun, achtsam wahr. Mit der Aufnahme Ihrer Säfte, Tees und Brühen tun Sie das bereits, indem Sie sie schluck- bzw. löffelweise zu sich nehmen. Riechen und schmecken sie alles intensiv.

Nehmen Sie jede Tätigkeit mit mehr Bewusstheit und allen Sinnen auf. Schon beim Aufstehen springen Sie nicht aus dem Bett, sondern räkeln, recken und strecken sich in alle Richtungen. Das regt auch den Kreislauf an. Seien Sie auch den ganzen übrigen Tag bei jeder Bewegung, jeder Tätigkeit achtsam.

Beschäftigung und Kreativität

Lassen Sie jetzt Ihrer Kreativität freien Lauf. Wahrscheinlich haben Sie vorbereitend schon besorgt, was Sie nun nutzen können, um Ihre Zeit mit sich selbst zu verbringen. Malen, Nähen, Basteln, Heimwerken ... was auch immer Sie möchten. In den ersten Tagen lenken solche Beschäftigungen gut von Hungergefühlen und kleinen Beschwerden ab. Wenn Sie später vor Energie und Kreativität nur so sprühen, können Sie sich richtig austoben.

TAG 1: FASTENBEGINN UND DARMREINIGUNG

Eine kleine Hürde müssen Sie gleich zu Beginn überwinden, denn das eigentliche Fasten fängt mit der Darmreinigung am Morgen an. An diesem Tag beginnen Sie auch schon damit, nur noch Flüssigkeit zu sich zu nehmen, denn alles, was Sie essen, würde sowieso gleich wieder ausgeschieden. Trinken Sie viel Wasser oder Kräutertee, wenn Sie möchten mit ein wenig Honig (nicht mehr als ein Teelöffel am Tag). Auch Brühe und Säfte gehören jetzt schon zu Ihren täglichen Mahlzeiten.

Gruselt es Sie schon beim Gedanken an diese Prozedur? Zugegebenermaßen ist das nicht der tollste Teil der Fastenwoche, aber trotzdem sollten Sie auf keinen Fall darauf verzichten. Der leere Darm ist für Ihren Körper wie ein Startschuss in das Fasten, denn so erkennt er zweifelsfrei, dass er sich jetzt in einer nahrungsfreien Phase befindet. Sie müssen da also durch – und werden womöglich feststellen, dass es gar nicht so schlimm ist wie befürchtet. Viele fühlen sich nach der Darmreinigung regelrecht befreit.

Darmreinigungsmethoden

Also, los geht's! Im Wesentlichen gibt es zwei Methoden: die Darmreinigung mit Glaubersalz (Seite 38) und der Einlauf mit Irrigator (Seite 40). Beide Methoden sind eine gute Vorbereitung auf die Fastentage.

Bei der salinischen Darmreinigung trinken Sie eine Salzlösung, meist Glaubersalz, die eine wässrige Darmentleerung zur Folge hat. Die Salzmenge richtet sich nach dem Körpergewicht: Körpergewicht in Kilogramm geteilt durch zwei entspricht der Menge Glaubersalz in Gramm. Beispiel: Bei 68 kg Körpergewicht ergeben sich 34 Gramm Glaubersalz. Auch Bittersalz (F.X. Mayr-Passagesalz, Bestandteil der F.X. Mayr-Kur) wird eingesetzt. Die Wirkung beider Salze ist identisch. Sie setzt nach ein bis zwei Stunden ein und erstreckt sich über vier bis fünf Stunden.

Die andere Methode ist der Einlauf, bei der Sie Wasser in den Dickdarm einleiten. Am besten führen Sie den Einlauf direkt in der Nähe der Toilette durch.

Ein Vorteil der salinischen Darmreinigung ist, dass hier der gesamte Darm, also auch der Dünndarm, durchgespült wird. Mit einem Einlauf reinigen Sie nur den Dickdarm.

Da Sie durch die Darmreinigung viel Wasser verlieren, ist es am Darmreinigungstag ganz besonders wichtig, viel zu trinken. Und bleiben Sie mindestens vier, besser fünf Stunden nach der Anwendung in der Nähe einer Toilette, denn die Wirkung setzt zwar rasch ein, aber mit der einmaligen Entleerung ist die Sache noch nicht erledigt.

TAGE 2 UND 3: UMSTELLUNG

Darmreinigung geschafft? Prima! Auch an den kommenden Tagen sieht Ihre Fastenernährung aus wie an Tag eins: morgens, mittags, nachmittags und abends ein Fastengetränk, zwischendurch viel trinken.

GEGEN DEN HUNGER

Die Darmreinigung dämpft das Hungergefühl und der Hunger verschwindet schneller. Es gibt also viele Vorteile, die Sie nicht ungenutzt lassen sollten!

FASTENKRISE UND ANDERE BESCHWERDEN

An den ersten drei Tagen kann es zu vielen unterschiedlichen körperlichen Symptomen und mentalen Zuständen kommen, die man unter dem Begriff Fastenkrise zusammenfasst. Der Körper muss auf einen Schlag auf den Fastenstoffwechsel umstellen und das kann verschiedene Beschwerden verursachen. Da jetzt vermehrt Säuren ausgeschieden werden, können Schmerzen auftauchen.

Je länger und besser Sie sich mit Entlastungstagen und Stressverminderung vorbereitet haben, desto weniger werden Sie unter Symptomen leiden. Fastenerfahrene können ganz ohne solche Beschwerden durch die ersten Tage kommen.

Der Kreislauf spielt verrückt

Wie auch am ersten Tag schon, kann es auch an den folgenden beiden Tagen zu Kreislaufproblemen kommen. Ihnen ist vielleicht schwindelig, Sie frieren, haben Kopfschmerzen und Ihnen ist übel. Das ist normal und darf Sie nicht ängstigen.

Aber Sie sollten natürlich nicht darüber hinweggehen. Seien Sie deshalb jetzt mit körperlicher Anstrengung noch etwas vorsichtig. Ruhen Sie sich aus, wenn der Kreislauf nicht mitspielt, oder machen Sie einen kleinen Spaziergang in der näheren Umgebung, vielleicht in einem Park, wo es auch Möglichkeiten gibt, sich hinzusetzen. Wenn mehr Bewegung an diesen Tagen nicht geht, dann verzichten Sie lieber auf Sport. Es wäre nicht gut, den Kreislauf zu sehr zu strapazieren. Ein Rosmarinbad (Seite 66) bringt den Kreislauf wieder etwas in Schwung, Trockenbürsten (Seite 60) ebenfalls.

Wenn Sie sich unwohl fühlen, Ihnen vielleicht sogar übel ist, haben Sie eventuell nicht ausreichend getrunken. Trinken Sie dann sofort Wasser oder Tee. Gegen Frieren helfen warme Kleidung, eine Wärmflasche und ein heißes Bad. Es sollte allerdings nicht zu heiß sein, denn das würde den Kreislauf wieder zu sehr belasten. Auch ein heißes Fußbad (Seite 70) kann den ganzen Körper wärmen.

Schlafstörungen, wilde Träume, Unruhe, Herzklopfen

Auch das erleben viele Fastende an den ersten Tagen, denn die Stoffwechselumstellung wirkt sich auch auf das vegetative Nervensystem aus. Meiden Sie alles, was Sie vor dem Schlafengehen aufwühlen könnte. Ein Spaziergang vor dem Schlafengehen beruhigt. Lavendelöl wirkt schlaffördernd, daher ist ein Bad mit ein paar Tropfen Lavendelöl hilfreich, oder Sie tropfen ein wenig davon auf Ihr Kopfkissen. Probieren Sie auch einmal das Gute-Nacht-Kissen mit Kamille (Seite 64) aus.

Müdigkeit und Apathie

Der Blutdruck sinkt jetzt und das macht schlapp. Es fällt sicher nicht leicht, aber raffen Sie sich zu einem Spaziergang an der frischen Luft auf, das kann helfen.

Reizbarkeit und depressive Verstimmung

Auch das sind typische Symptome, die wieder vergehen. Körper und Geist sind nicht zu trennen und so kann psychisches Unwohlsein entstehen. Auch hier kann ein Spaziergang in der Natur guttun.

Kopf- und Gelenkschmerzen

Wenn Sie üblicherweise viel Kaffee trinken, könnten Kopfschmerzen eine Entzugserscheinung sein. Deshalb sollten Sie möglichst bereits vorab Ihren Konsum reduzieren. Viel Trinken – allerdings Wasser oder Kräutertee und natürlich keinen Kaffee (Seite 16) – kann helfen. Wenn Sie die Kopfschmerzen zu sehr quälen, probieren Sie eine Ingwerkompresse aus (Seite 68). Hilft gar nichts mehr, dann nehmen Sie eine Schmerztablette.

Sodbrennen durch Säfte

Gegen Sodbrennen hilft Leinsamenschleim (Seite 72), der in den Saft gerührt wird. Er bildet eine schützende Schicht auf Speiseröhre und Magen. So hat die Säure keine Chance mehr.

Hunger

Die Darmreinigung und die Entlastungstage vorab sollten dafür gesorgt haben, dass keine allzu intensiven Hungergefühle auftreten. Vermeiden lässt sich das aber nicht, immerhin haben Sie jetzt schon einige Zeit nichts gegessen. Trinken kann Hungergefühle etwas lindern und trinken sollten sie ja ohnehin viel. Lenken Sie sich mit einer Beschäftigung ab. Halten Sie durch: Nach dem dritten Tag ist der Hunger wie weggeblasen.

Mundgeruch

Durch die Stoffwechselumstellung wird jetzt Azeton über die Atemluft ausgeleitet. Wenn Ihr Atem nach Nagellackentferner riecht, ist das eine normale Begleiterscheinung des Fastens. Putzen Sie mehrmals täglich gründlich die Zähne gegen den Geruch.

Motivationstief

Sie wollen aufgeben? Tun Sie es nicht! Nach dem dritten, spätestens vierten Tag werden Sie sich wie verwandelt fühlen. Freuen Sie sich darauf, halten Sie durch.

HILFREICHER SAUERKRAUTSAFT

Sauerkrautsaft wirkt stark abführend. Während der Fastentage kommt Ihnen dieser Effekt sehr entgegen. Trinken Sie ihn alle zwei Tage.

ENTGIFTUNG UNTERSTÜTZEN

Es gibt verschiedene Möglichkeiten, Ihrem Körper bei der Entgiftung zu helfen.

Weitere Darmreinigungen: Während der Fastentage ist die Verdauung zwar sehr reduziert, aber dennoch wird empfohlen, alle zwei Tage wieder eine Darmreinigung durchzuführen. Der leere Darm ist in dieser Zeit sehr träge, weil die Darmbewegungen erst durch im Darm befindliche Masse ausgelöst wird. Die fehlt ihm jetzt und deshalb können auch Stoffwechselprodukte, die ausgeschieden werden, den Darm kaum verlassen. Aber keine Sorge, die Darmreinigung muss nicht über Glaubersalz oder einen Einlauf geschehen, das könnte den Darm sogar zu sehr belasten. Ein Glas Sauerkrautsaft wirkt stark abführend und reicht in der Regel aus.

Leberwickel: Zur Fastenkur nach Buchinger gehören Leberwickel (Seite 62). Am besten machen Sie ihn jeden zweiten Tag, immer abwechselnd mit der Darmreinigung. Die Leber hat als Entgiftungsorgan jetzt jede Menge zu tun. Sie können sie mit einem Wickel, der die Durchblutung der Leber anregt, unterstützen. Ein Leberwickel macht feuchte Wärme. Nur eine Wärmflasche aufzulegen, wäre also nicht das Richtige.

Trockenbürsten: Um die Entgiftung zu befördern, ist Trockenbürsten (Seite 60) eine hilfreiche Unterstützung. Die Durchblutung wird angeregt und die Ausscheidung damit beschleunigt.

TAGE 4 BIS 7: WOHLTUENDE WANDLUNG

Liegt der dritte Fastentag hinter Ihnen, wird es Ihnen viel besser gehen. Eventuell ist es bei Ihnen auch erst nach dem vierten Tag so weit: Sie sind über den Berg!

Das Hungergefühl ist verschwunden und alle Fastenkrisen-Beschwerden ebenfalls. Nun kommt es zu einem regelrechten Energieschub, die Fasteneuphorie tritt ein. Fastende fühlen sich jetzt körperlich und geistig superfit, zum Bäumeausreißen. Sie sind also nicht nur energiegeladen, sondern auch richtig gut drauf. Der Körper hat sich jetzt vollständig an den Hungerstoffwechsel angepasst und ernährt sich nur noch von Ketonen, also vom Fettgewebe. Und das tut er äußerst effizient.

Sie fahren jetzt bis zum Ende des siebten Tages mit Ihrem Fastenprogramm fort wie gehabt: Morgens, mittags, nachmittags und abends gibt es Fastengetränke, dazwischen ebenfalls viel Flüssigkeit. Auch Trockenbürsten, Leberwickel und viel Bewegung gehören weiterhin zu Ihrem Programm. Toben Sie sich jetzt auch kreativ aus mit allem, was Ihnen Spaß macht.

Bewegung und Sport gehören natürlich weiterhin zu Ihrem Programm. Je nachdem, wie fit Sie sich fühlen, dürfen Sie sich jetzt auch auspowern.

Und was geschieht am letzten Fastentag? Sie gehen einkaufen! Und zwar für die nächsten Tage, an denen Sie sich langsam wieder an Nahrung gewöhnen.

DARMREINIGUNG MIT GLAUBERSALZ

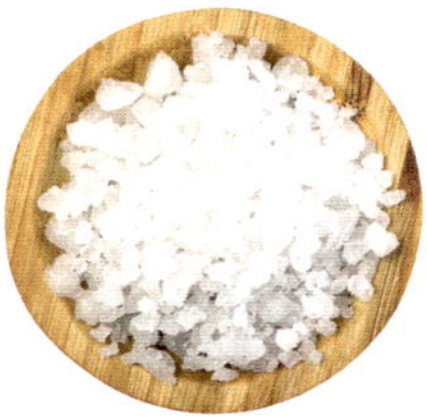

30–50 g
GLAUBERSALZ

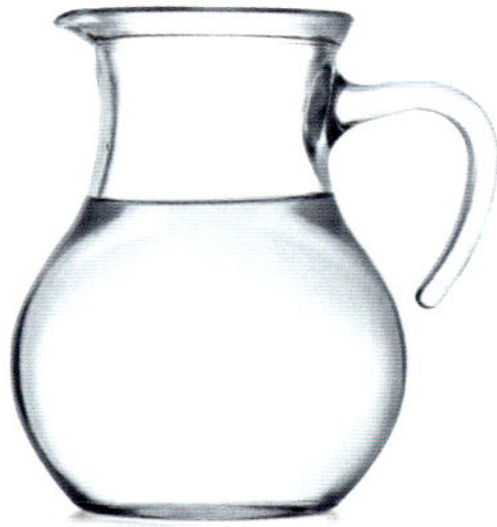

550 ml
WASSER

2–3 TL
FRISCH GEPRESSTER ZITRONENSAFT

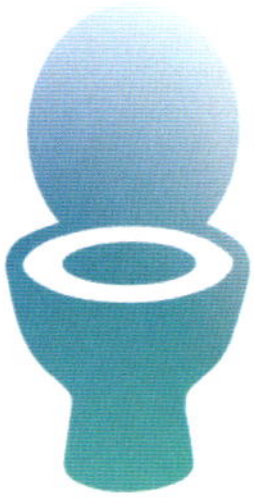

1
TOILETTE

1 ANWENDUNG

20 MIN. + MEHRERE STD. ENTLEEREN

Glaubersalz (Menge abhängig vom Körpergewicht, S. 34) in 500 ml Wasser unter Rühren auflösen. • Zur Geschmacksverbesserung nach Bedarf Zitronensaft zugeben. • Innerhalb von 20 Min. schluckweise vollständig trinken. • Die Wirkung tritt nach frühestens 30 Min. ein, kann aber auch erst nach 3 Std. eintreten. Eine Toilette muss gut erreichbar sein!

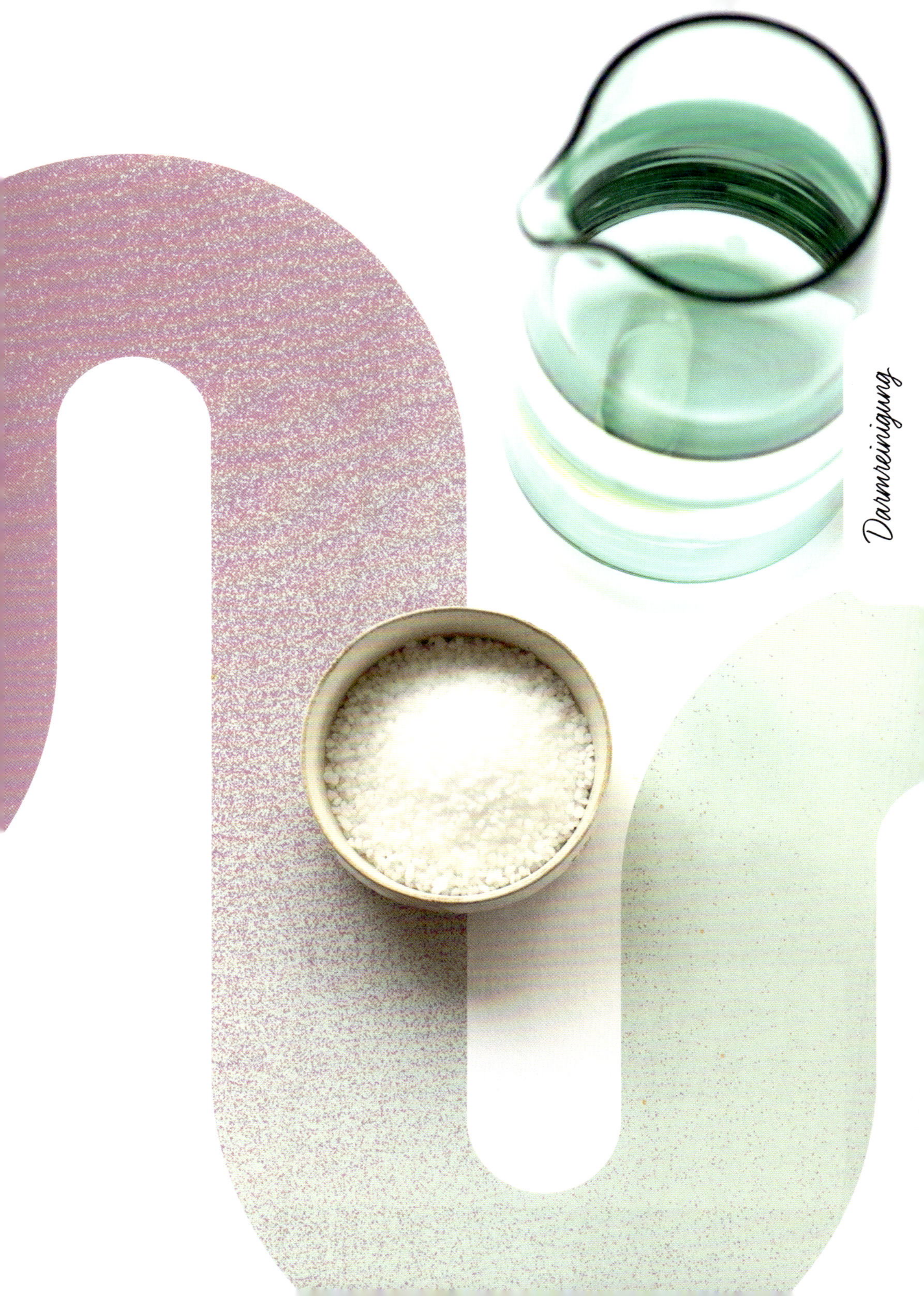

EINLAUF MIT IRRIGATOR

1
IRRIGATOR (APOTHEKE, SANITÄTSHAUS)

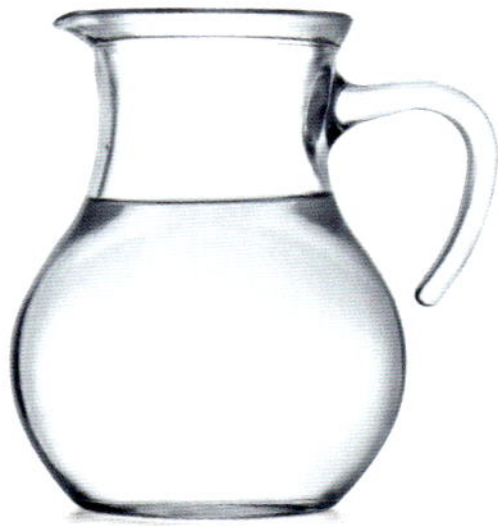

250–1000 ml lauwarmes
WASSER NACH ANLEITUNG

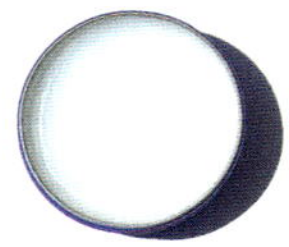

etwas
VASELINE

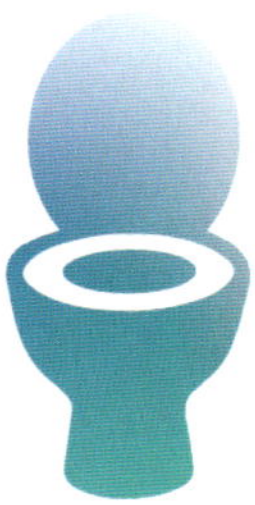

1
TOILETTE

1 ANWENDUNG

5 MIN. VORBEREITEN + 10 MIN. + ENTLEEREN

Irrigator nach beiliegender Anleitung mit Wasser füllen. Aufsatzstück mit Vaseline fetten. • Im Vierfüßlerstand oder auf der Seite liegend Aufsatzstück in den Anus einführen, wie beim Stuhlgang leicht pressen. • Klemme lösen, möglichst viel Wasser einfließen lassen. • Wasser möglichst lange halten, auf der Toilette entleeren. • Ggf. wiederholen, wenn wenig Wasser aufgenommen wurde.

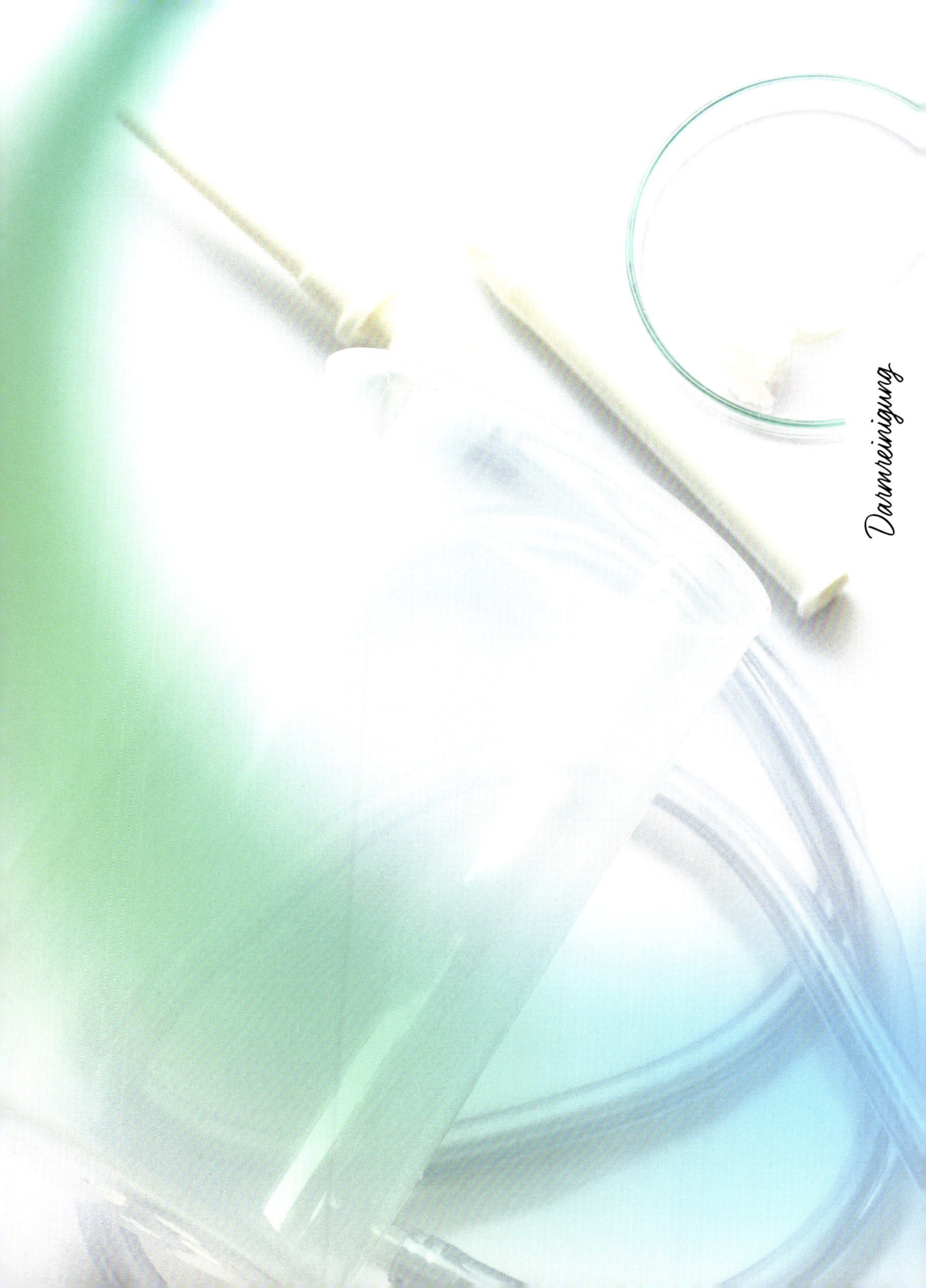

Darmreinigung

GEMÜSEBRÜHE MIT FRISCHEN KRÄUTERN

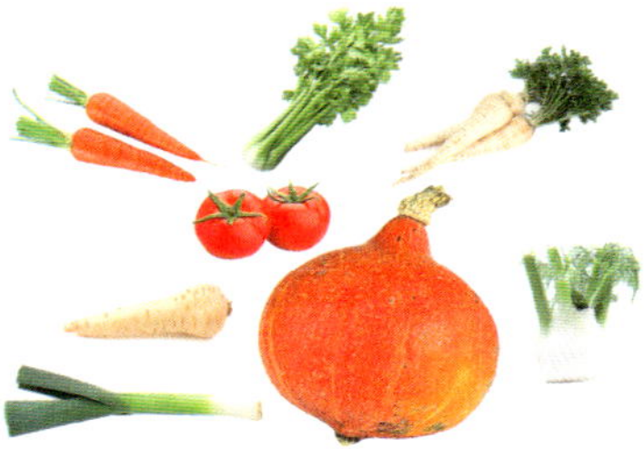

3 kg
GEMÜSE DER SAISON

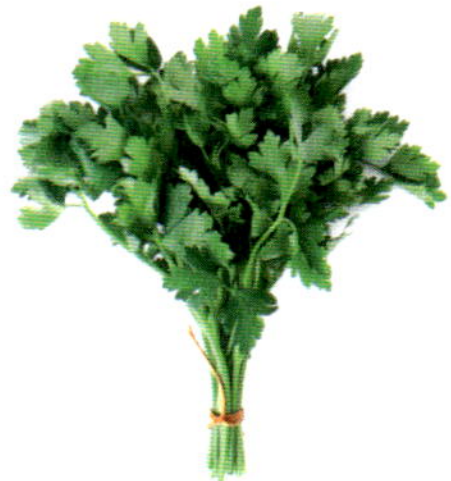

2–3 Handvoll
FRISCHE KRÄUTER, Z. B. PETERSILIE, SCHNITTLAUCH

AUS DEM VORRAT: SALZ

6 PORTIONEN

10 MIN. + 30–35 MIN. GAREN JE NACH GEMÜSESORTE

Gemüse waschen, putzen, klein schneiden. • In 2 l Wasser kurz aufkochen, bei schwacher Hitze weich garen. • Kräuter waschen, trocken schütteln, klein schneiden. • Brühe durch ein Sieb in eine Schüssel gießen. • Etwa ein Viertel des weichen Gemüses durch das Sieb in die Brühe drücken. • Kräuter zugeben und mit 2 TL Salz abschmecken.

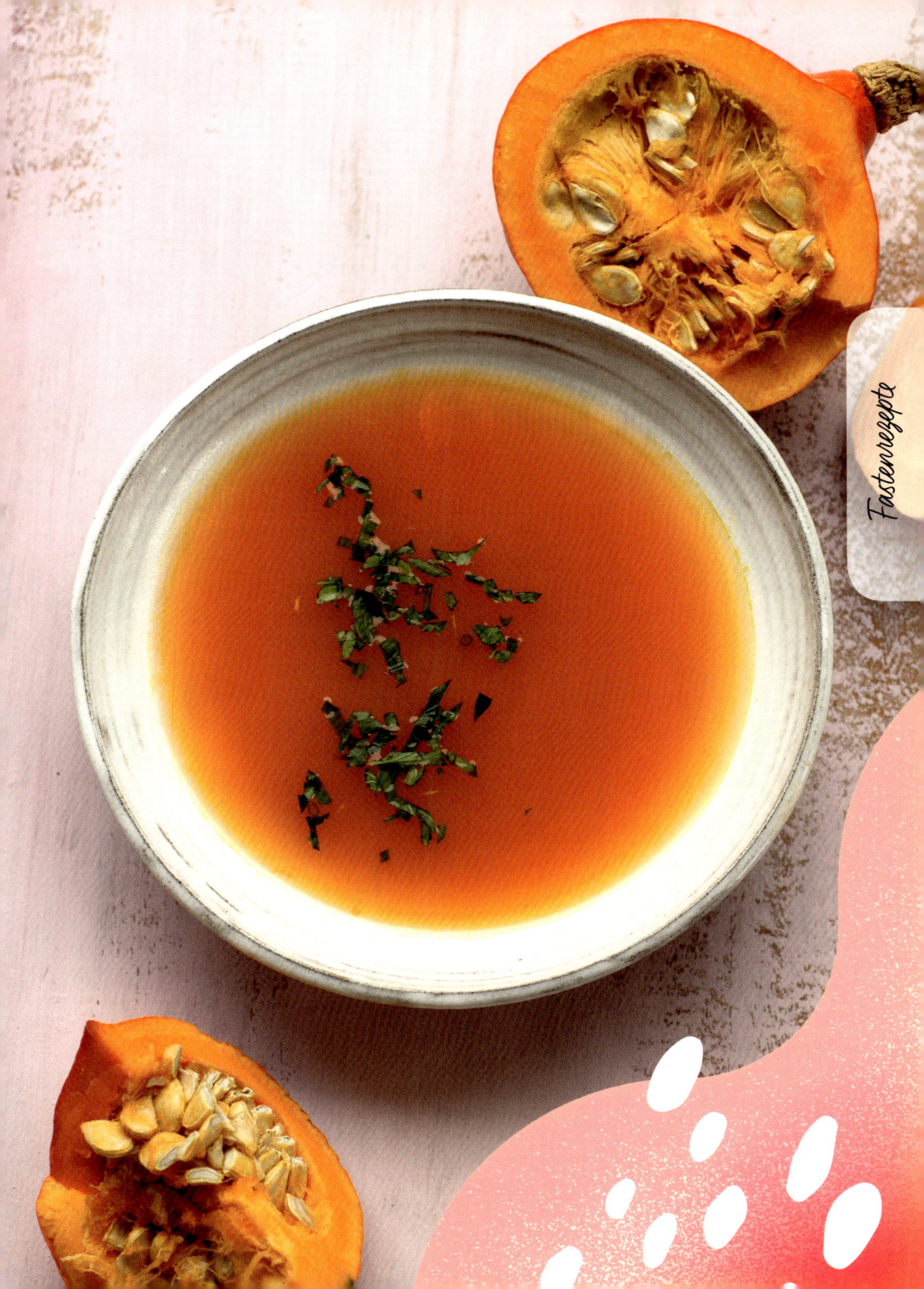

FASTENBRÜHE NACH BUCHINGER

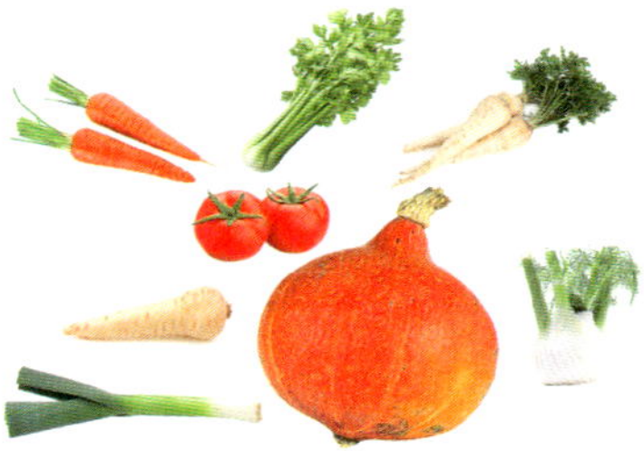

600 g
GEMÜSE

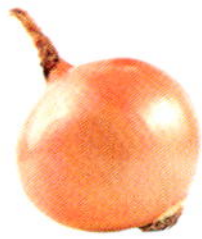

1
ZWIEBEL

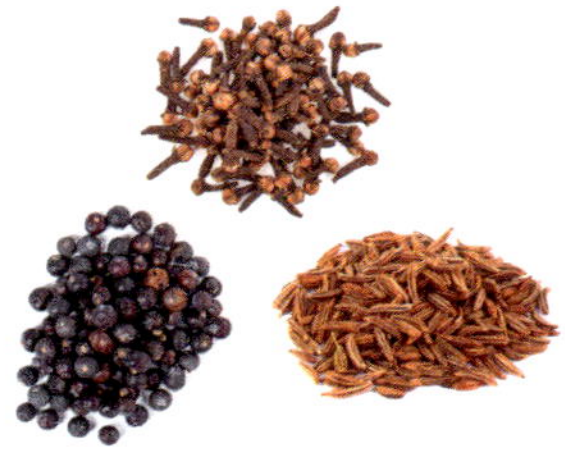

je ½ TL
KÜMMEL, GEWÜRZNELKEN UND WACHOLDERBEEREN

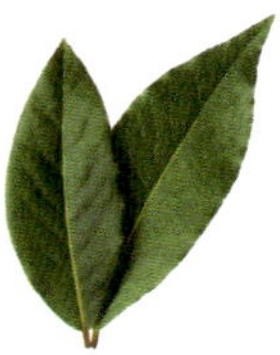

2
LORBEERBLÄTTER

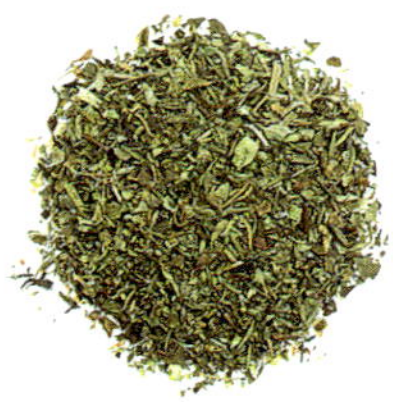

getrocknete
KRÄUTER, Z. B. THYMIAN, ROSMARIN, SALBEI

6 PORTIONEN

10 MIN. + 35 MIN. GAREN JE NACH GEMÜSESORTE

Gemüse waschen, putzen, klein schneiden. • Zwiebel schälen, fein schneiden. • Alles zusammen mit Gewürzen und Kräutern in 3 l Wasser geben. • Aufkochen und 30–35 Min. leise köcheln lassen. • Brühe durch ein Sieb in eine Schüssel gießen.

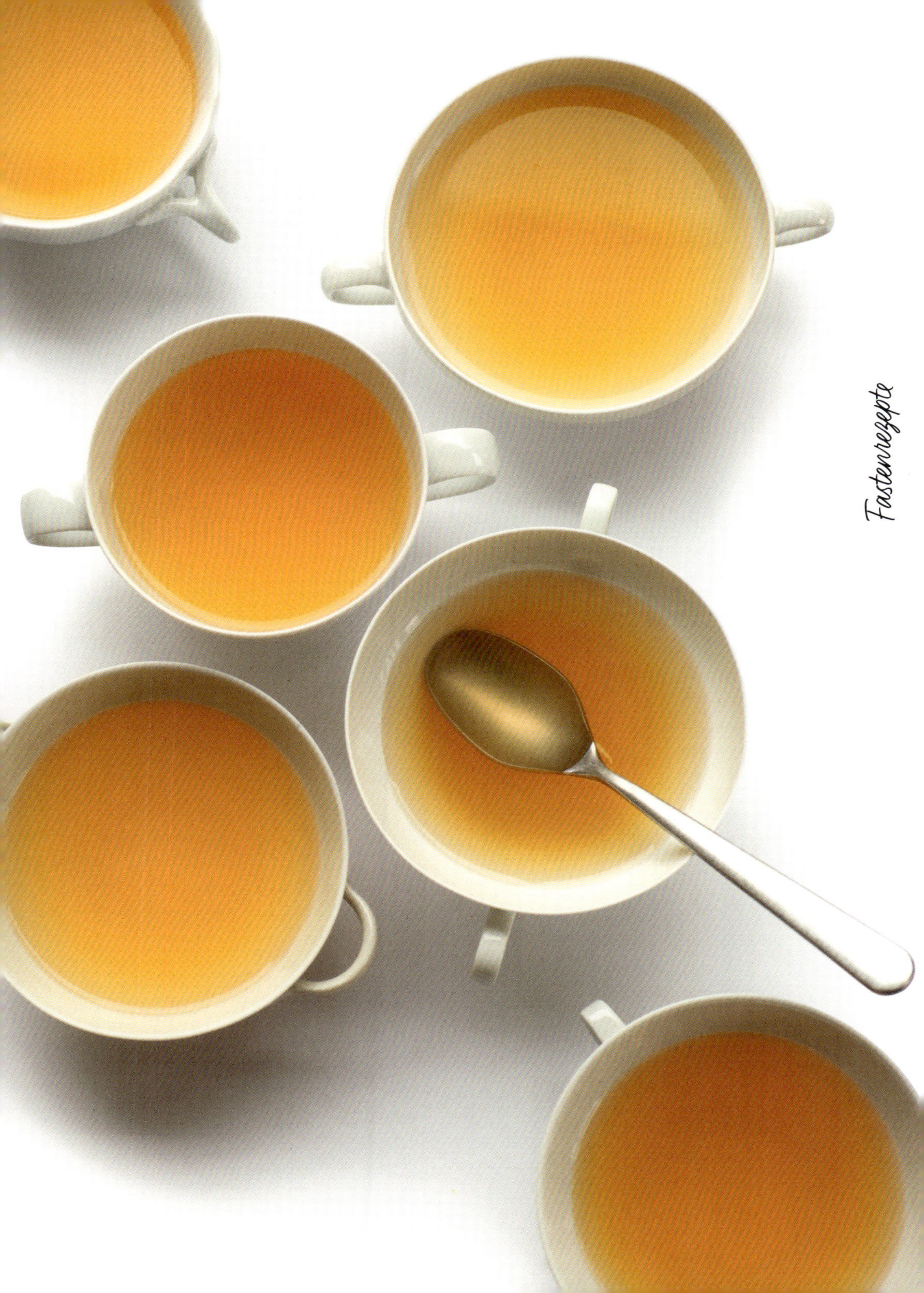

TOMATEN-FASTENBRÜHE

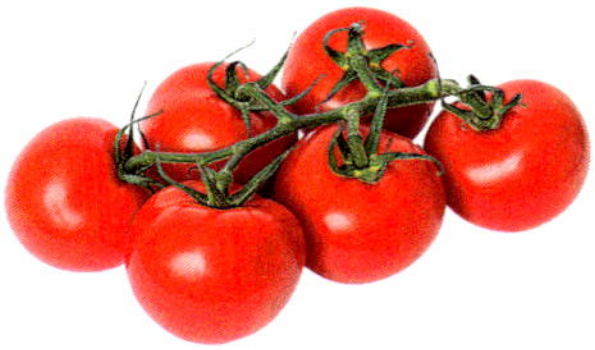

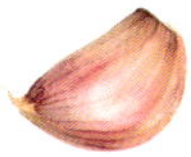

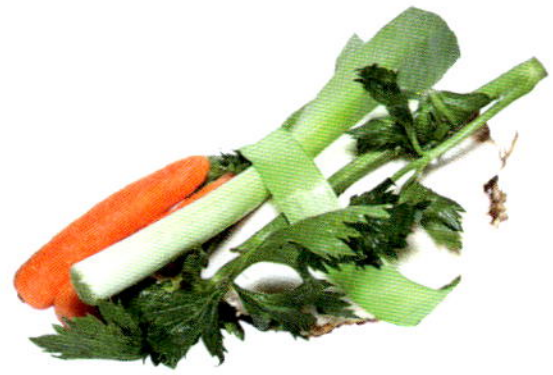

500 g
TOMATEN

1
KNOBLAUCHZEHE

etwas
SUPPENGRÜN

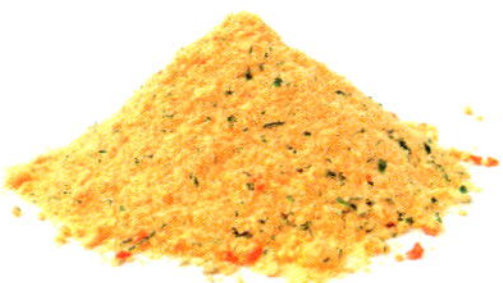

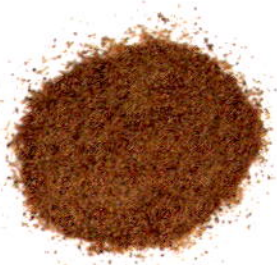

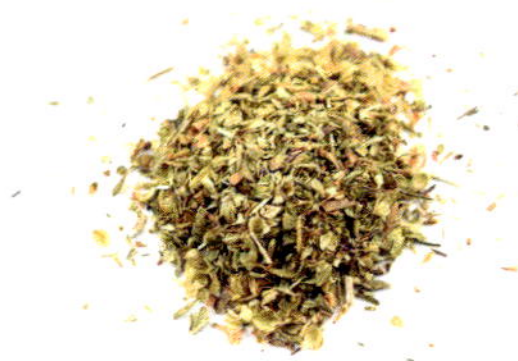

etwas
GEMÜSEBRÜHPULVER

1 Prise
FRISCH GEMAHLENE MUSKATNUSS

2 TL
OREGANO ODER MAJORAN

AUS DEM VORRAT: SALZ

6 PORTIONEN

15 MIN. + 20 MIN. GAREN

Tomaten waschen, würfeln. • Knoblauch schälen, klein schneiden. • Suppengrün waschen, putzen, in kleine Würfel schneiden. • 1 l Wasser aufkochen. • Gemüse darin in 10–20 Min. weich garen. • Suppe durch ein Sieb streichen. • Mit Salz, Muskat und Kräutern abschmecken.

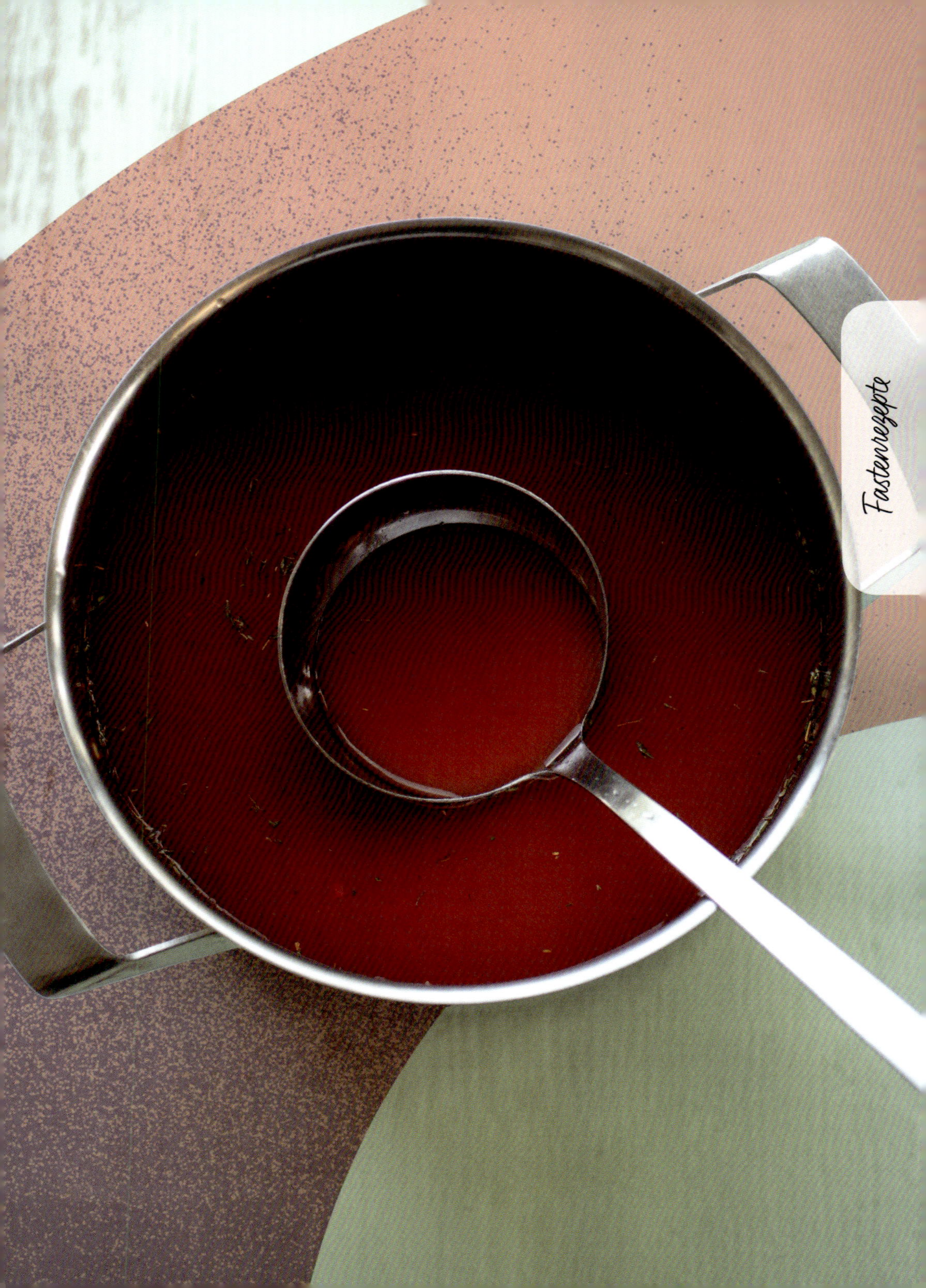

PFEFFERMINZTEE

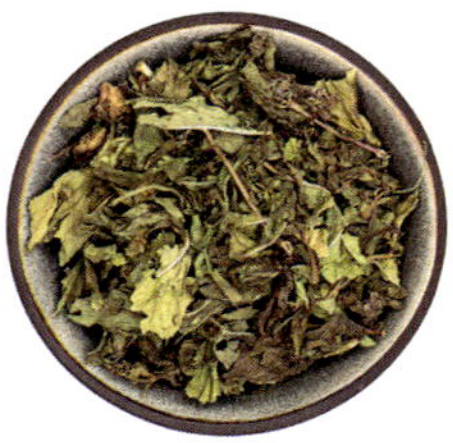

2–3 TL
GETROCKNETE PFEFFERMINZBLÄTTER

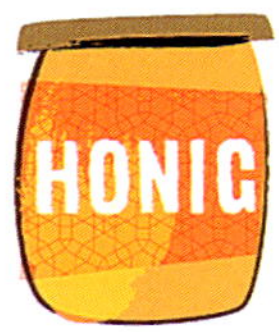

½ TL
HONIG (NACH BELIEBEN)

1 PORTION

5 MIN. + 10 MIN. ZIEHEN

250 ml Wasser zum Kochen bringen. • Pfefferminzblätter in eine große Tasse geben und mit dem kochenden Wasser übergießen. • Zugedeckt 10 Min. ziehen lassen. • Abseihen, nach Belieben mit Honig süßen. • Oder 1 EL frische Blätter verwenden und 5 Min. ziehen lassen.

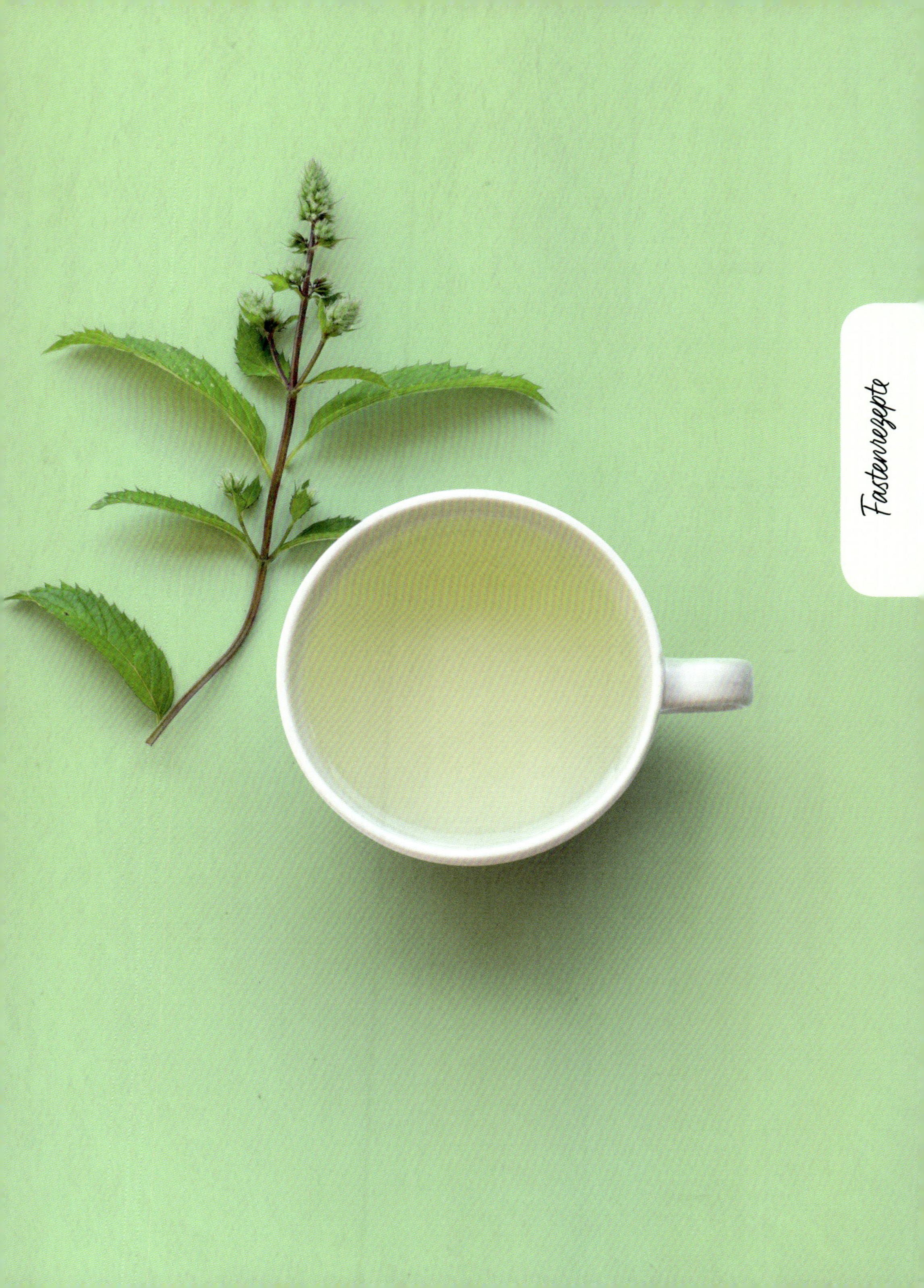

BRENNNESSELTEE

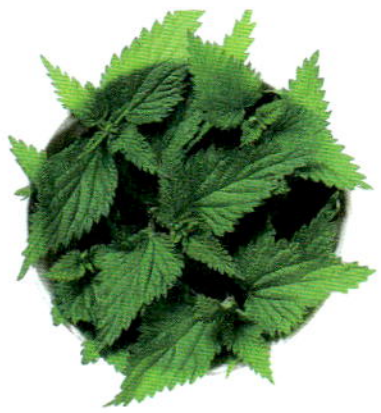

3 TL
FRISCHE BRENNNESSEL-
BLÄTTER

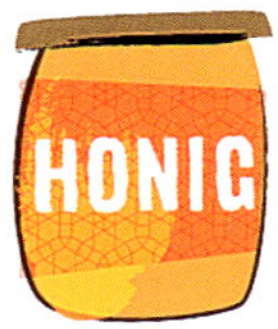

½ TL
HONIG (NACH BELIEBEN)

1 PORTION

5 MIN. + 10 MIN. ZIEHEN

250 ml Wasser zum Kochen bringen. • Brennnesseln in eine große Tasse geben, mit kochendem Wasser übergießen. • Zugedeckt 5 Min. (frische Blätter) oder 10 Min. (1 TL getrocknete Blätter) ziehen lassen. • Abseihen, nach Belieben mit Honig süßen.

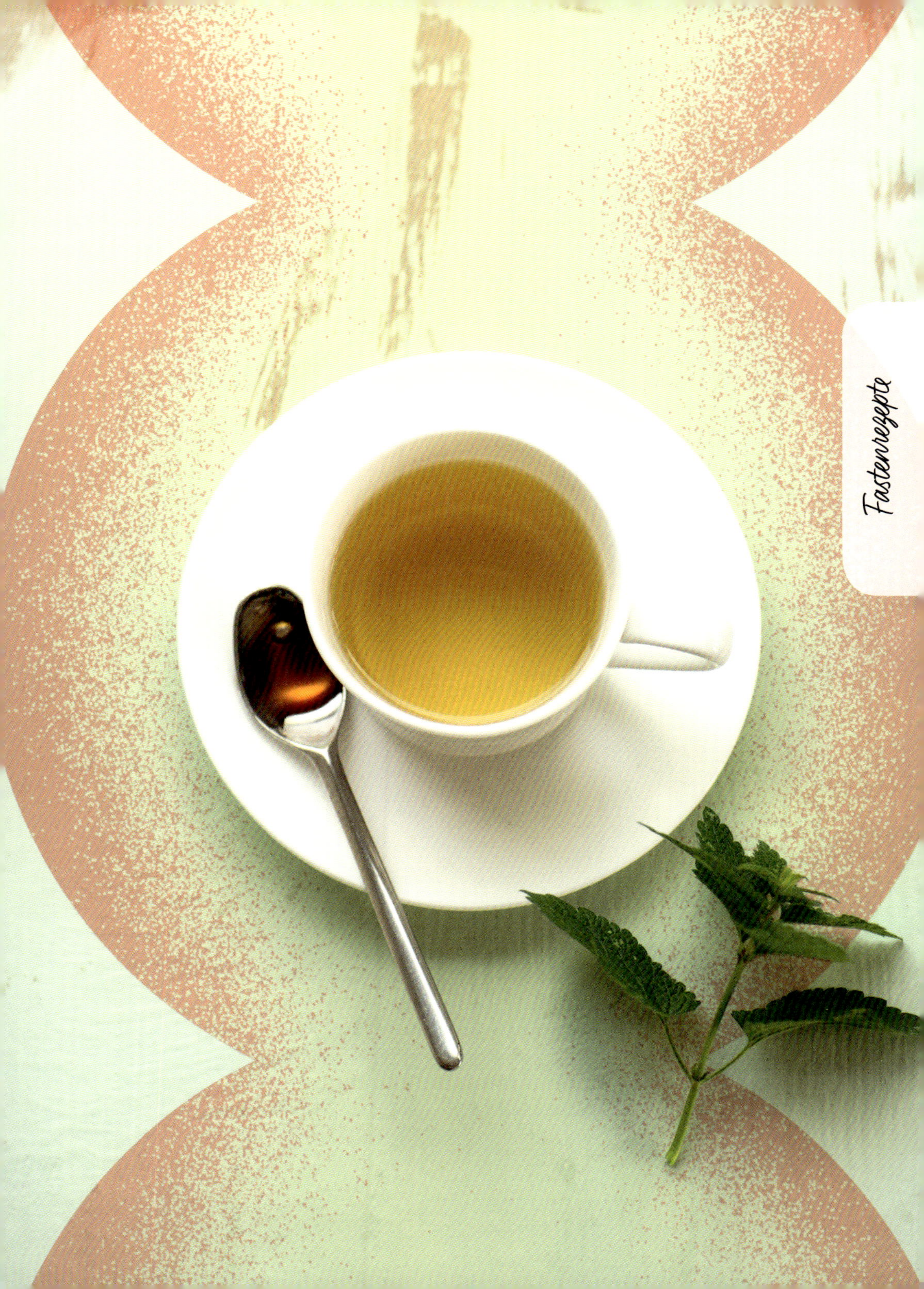

GRÜNER HAFERTEE

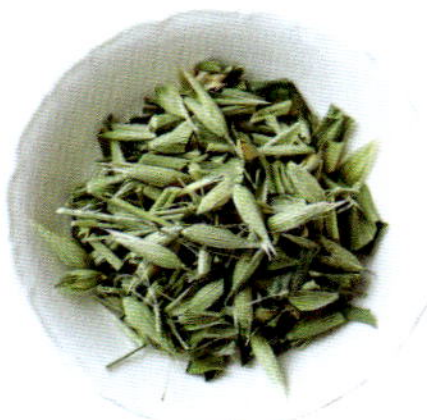

1 gehäufter EL
GRÜNER HAFERTEE

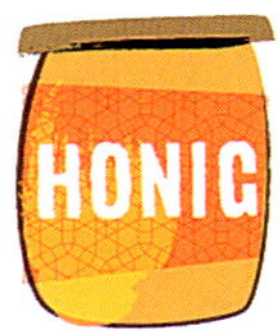

½ TL
HONIG (NACH BELIEBEN)

1 PORTION

5 MIN. + 10 MIN. ZIEHEN

250 ml Wasser zum Kochen bringen. • Grünen Hafer (aus dem Reformhaus oder der Apotheke) in eine große Tasse geben, mit dem kochenden Wasser übergießen. • Auf Zimmertemperatur abkühlen lassen. • Abseihen, nach Belieben mit Honig süßen.

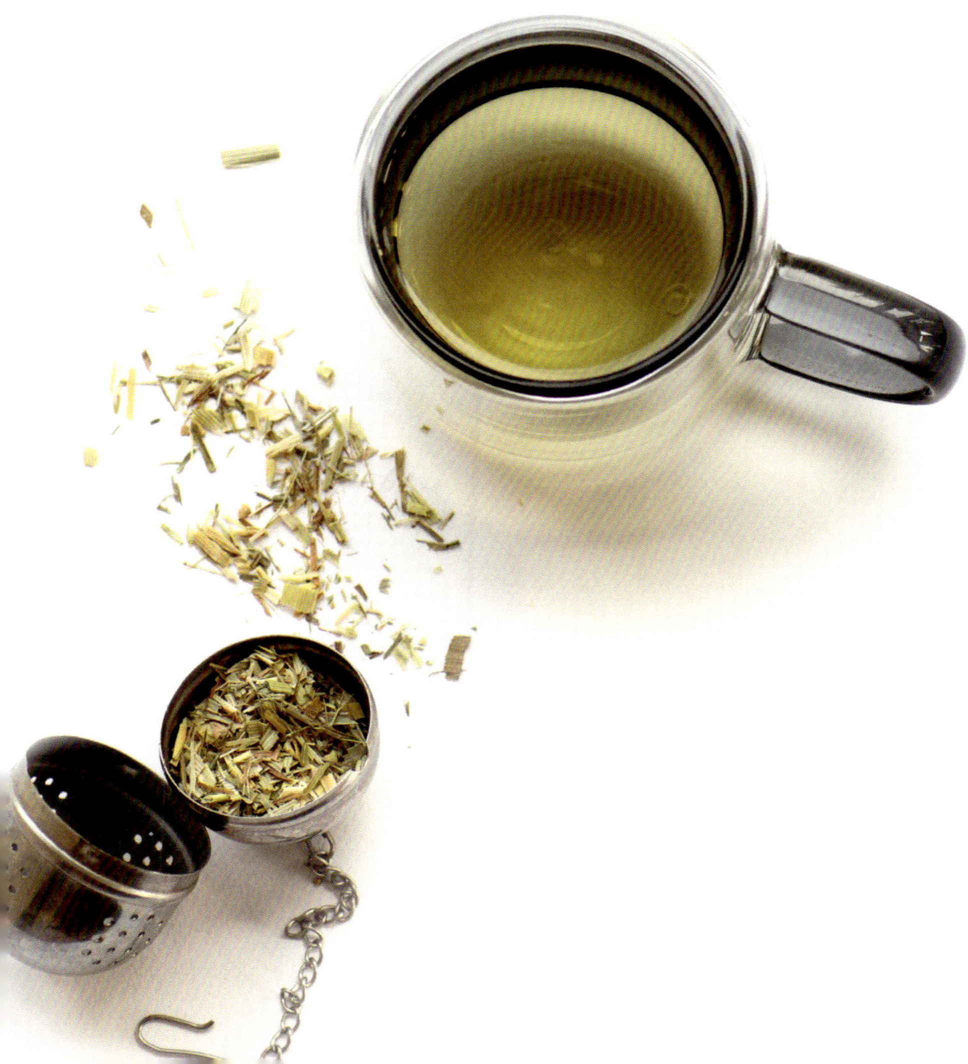

MÖHREN-INGWER-SAFT

500 g
MÖHREN

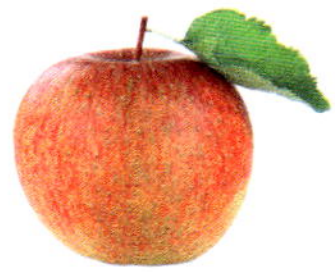

1
APFEL

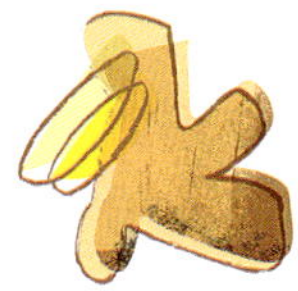

2–3 cm
INGWER

1 PORTION

10 MIN.

Möhren und Apfel waschen, Ingwer schälen. • Apfel vierteln, Kerngehäuse entfernen. • Fruchtfleisch mit Möhren und Ingwer im Entsafter entsaften.

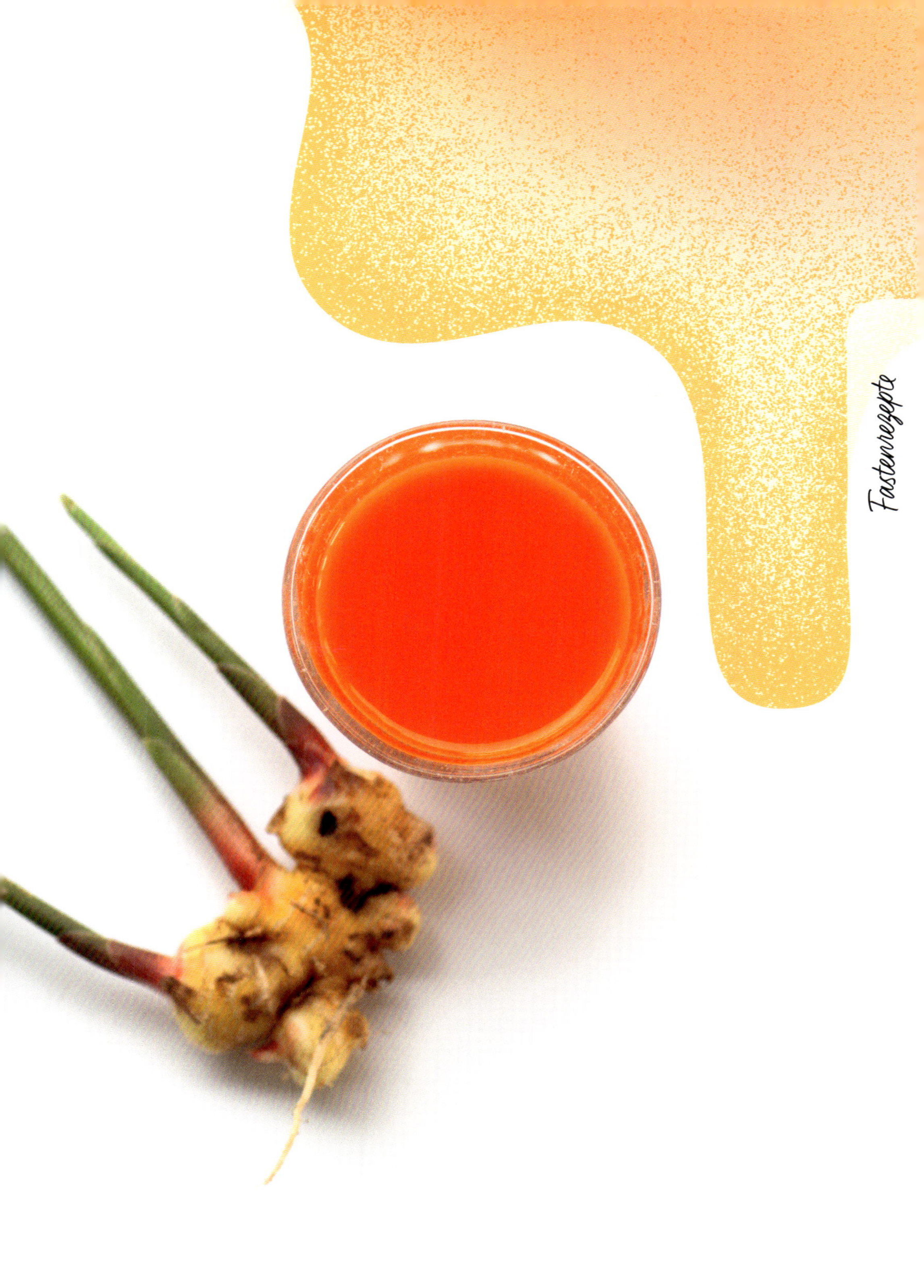

TOMATEN-PAPRIKA-SAFT

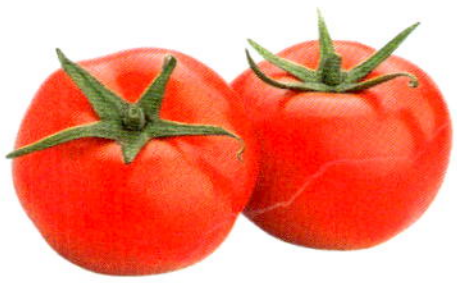

2
TOMATEN

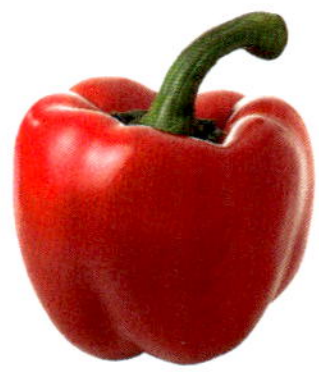

½
PAPRIKA

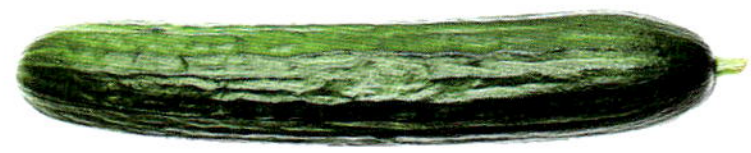

½
SALATGURKE

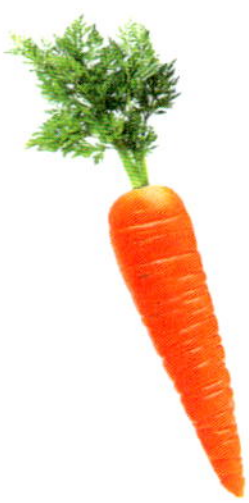

1
MÖHRE

1 PORTION

10 MIN.

Tomaten waschen, vierteln. • Paprika waschen, vierteln, von Samen und Scheidewänden befreien. • Gurke und Möhre waschen, grob zerkleinern. • Gesamtes Gemüse im Entsafter entsaften.

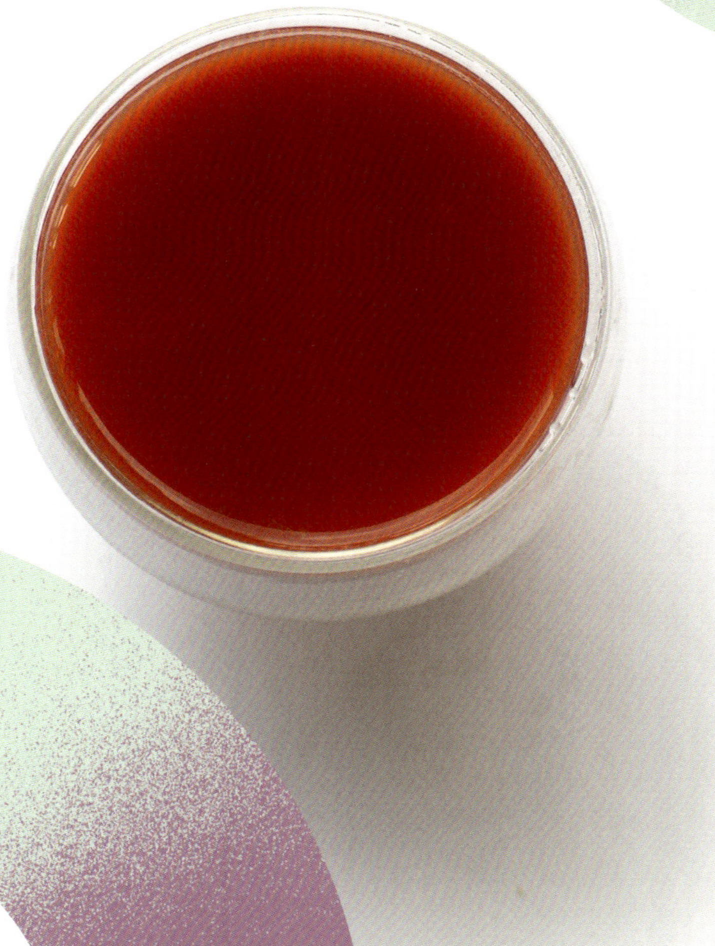

ROTE-BETE-SELLERIE-SAFT

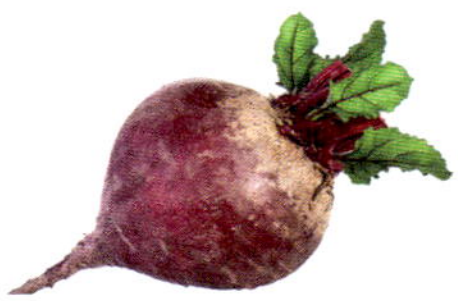

1
ROTE BETE

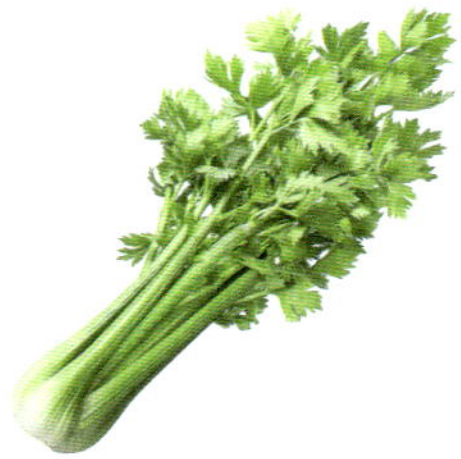

3 Stangen
SELLERIE

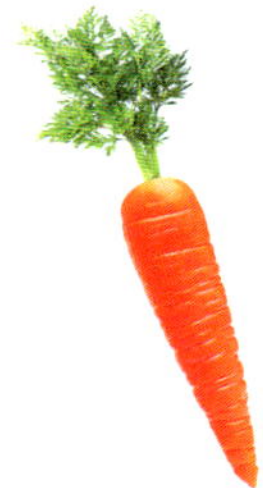

1
MÖHRE

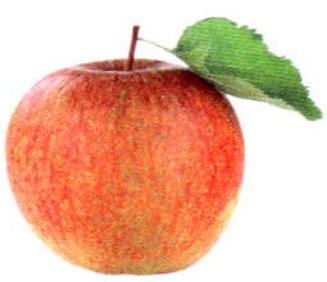

1
APFEL

1 PORTION

10 MIN.

Rote Bete, Sellerie, Möhre und Apfel waschen. • Apfel vierteln, Kerngehäuse entfernen. • Alles Obst und Gemüse grob zerkleinern und im Entsafter entsaften.

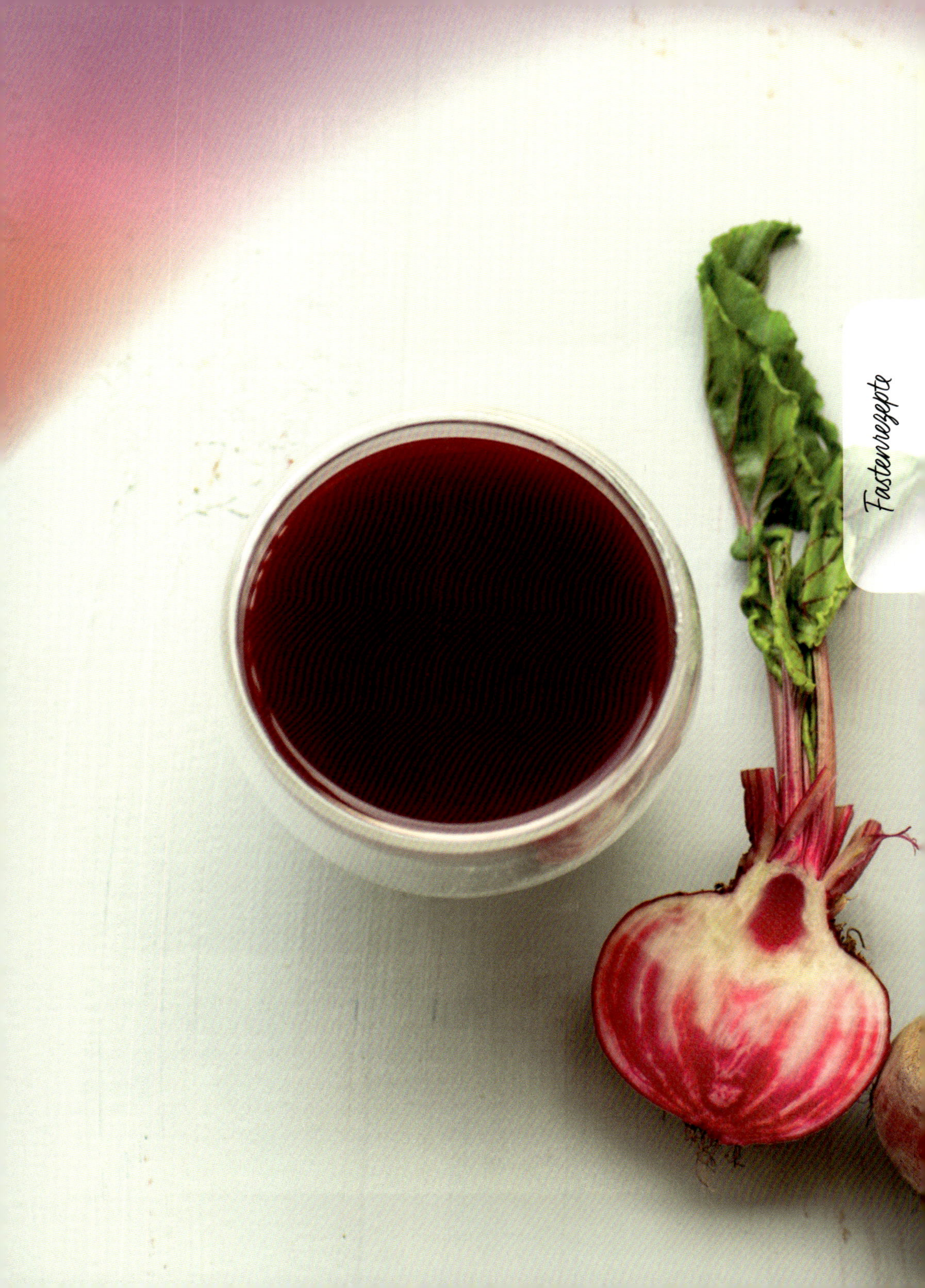

TROCKENBÜRSTEN ZUR KREISLAUFANREGUNG

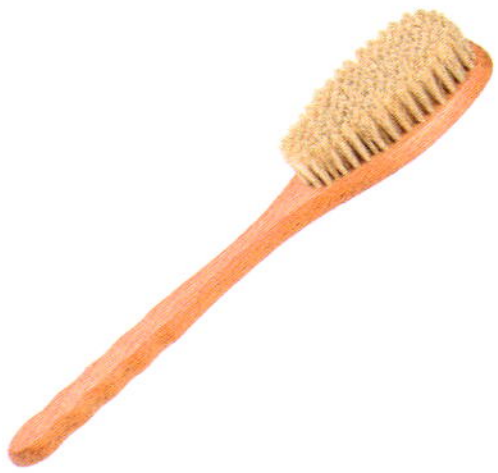

1 nicht zu harte
BÜRSTE MIT NATURBORSTEN

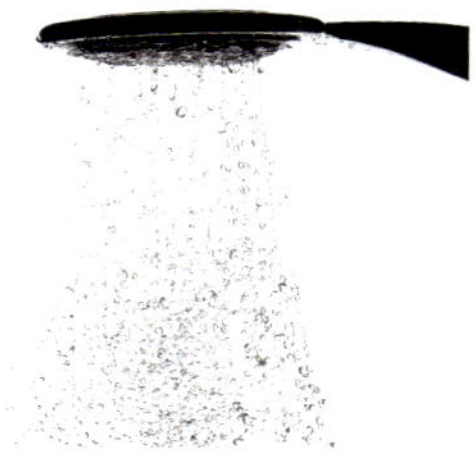

Dusche
NACH BELIEBEN

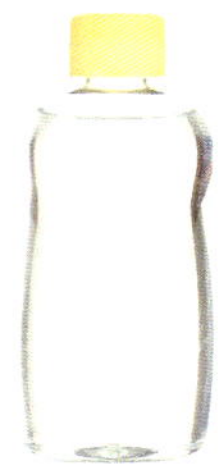

duftendes
KÖRPERÖL NACH BELIEBEN

1 ANWENDUNG

15 MIN.

In sanft kreisenden Bewegungen ein Bein nach dem anderen vom Fuß bis zum Po bürsten; jeweils erst außen, dann innen. • Die Arme jeweils von einem Handrücken bis zur Schulter bürsten. • Bauch im Uhrzeigersinn sanft kreisend bürsten. • Am Rücken seitlich von oben nach unten massieren. • Wenn Sie möchten, Hautschuppen unter der lauwarmen Dusche entfernen. • Dann einölen.

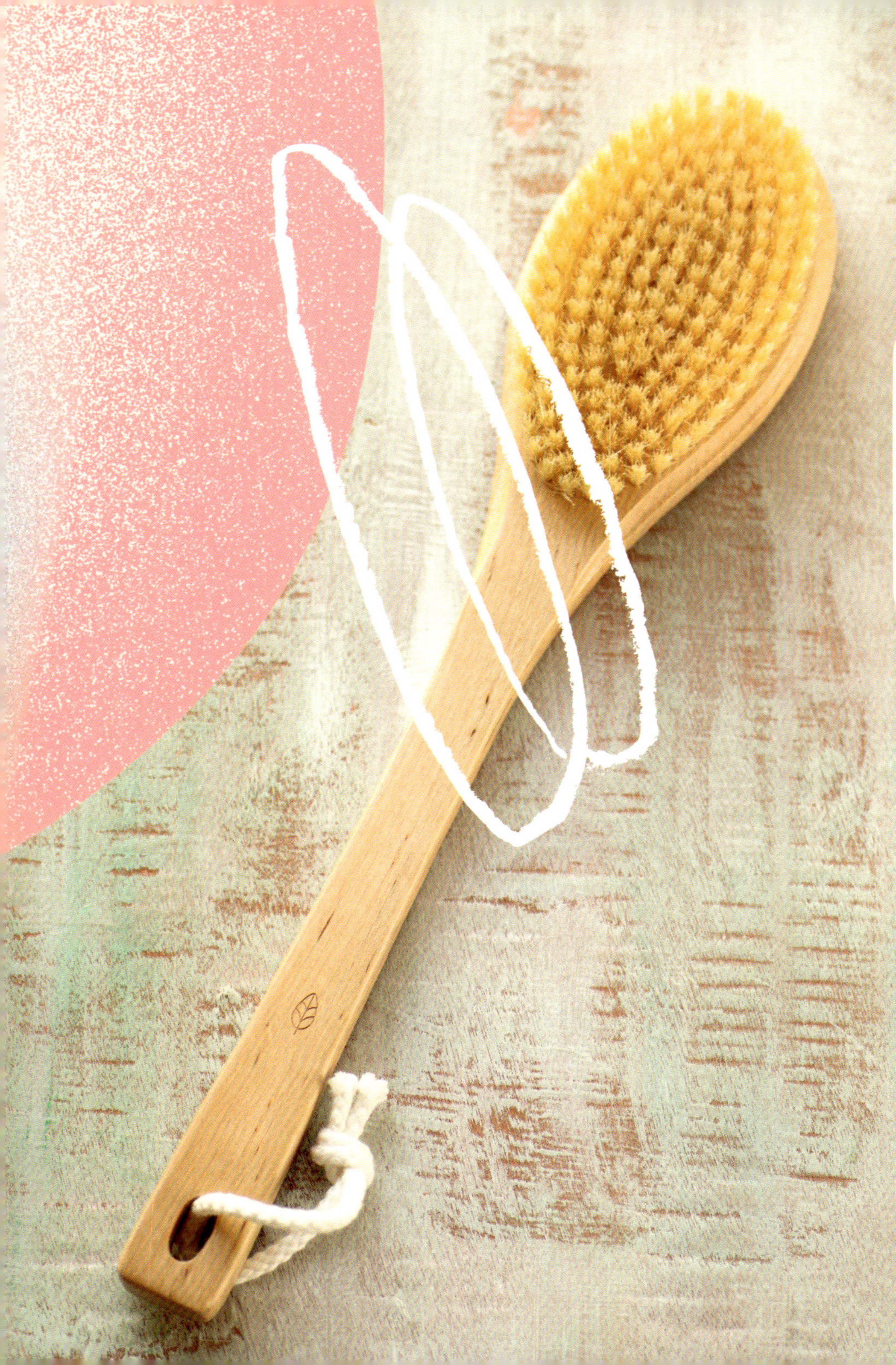

LEBERWICKEL ZUR ENTGIFTUNGSUNTERSTÜTZUNG

1
WÄRMFLASCHE

1 kleines
HANDTUCH

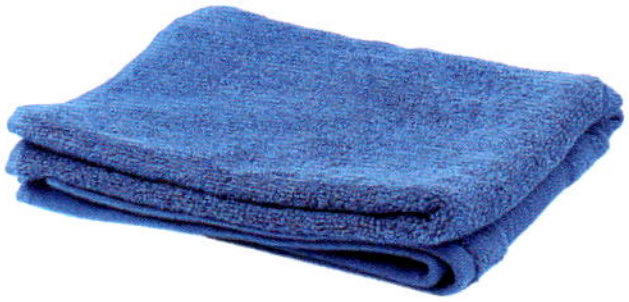

1 großes
HANDTUCH

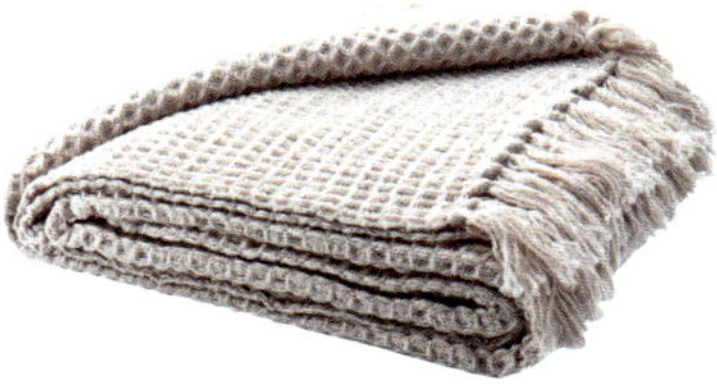

1
WOLL- ODER BETTDECKE

1 ANWENDUNG

15 MIN. + 30 MIN. ANWENDEN

Heißes Wasser in die Wärmflasche füllen. • Handtuch mit heißem Wasser nass machen, auswringen. • Auf dem Rücken liegend feuchtes Handtuch auf dem rechten Oberbauch (auf die Leber) legen. • Wärmeflasche auf das Handtuch legen. • Oberbauch fest mit dem großen Handtuch umwickeln, sodass keine Luft an den Wickel kommt. • Zudecken, entspannen, Wickel 20–30 Min. wirken lassen.

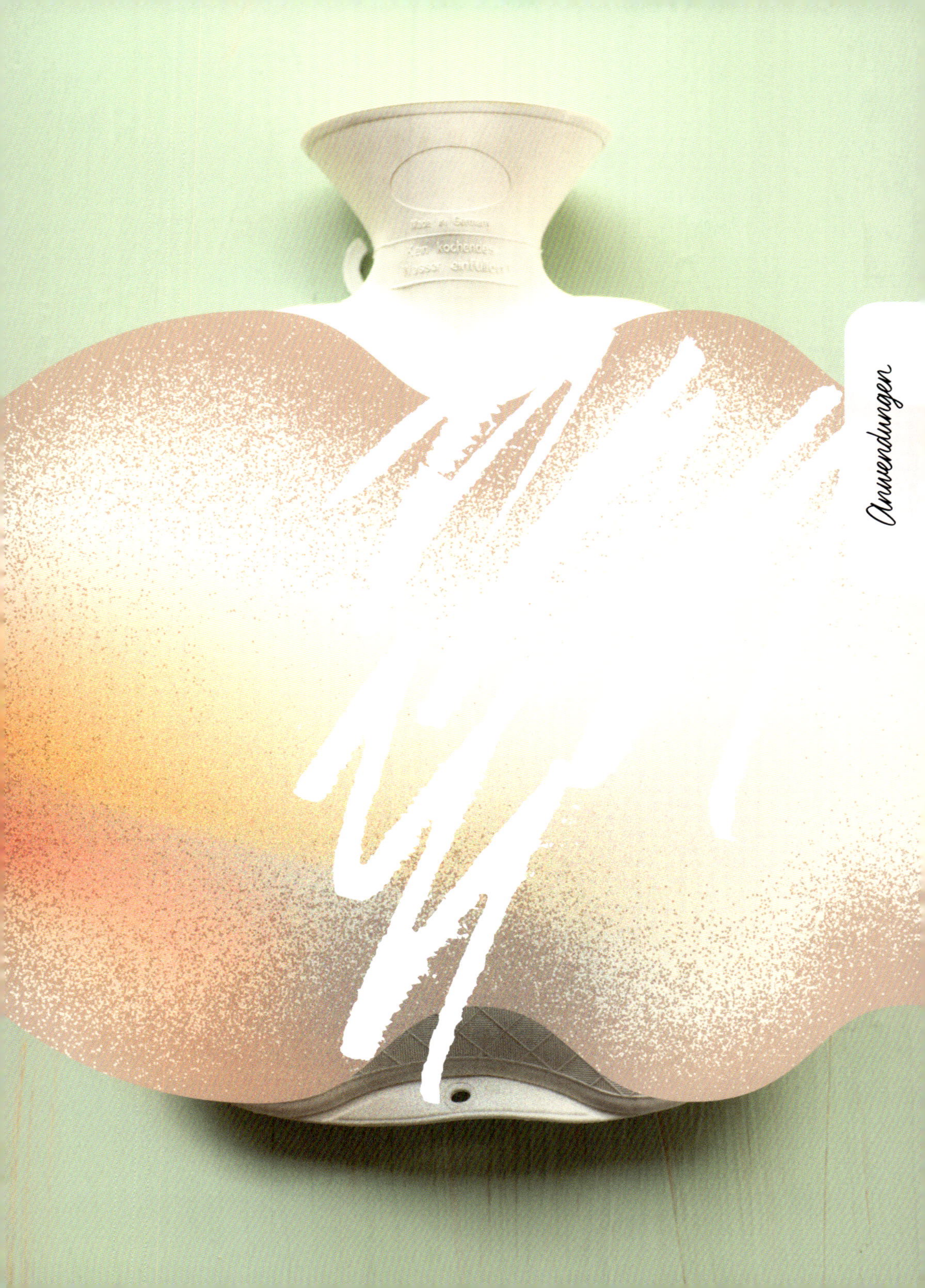

GUTE-NACHT-KISSEN BEI SCHLAFPROBLEMEN

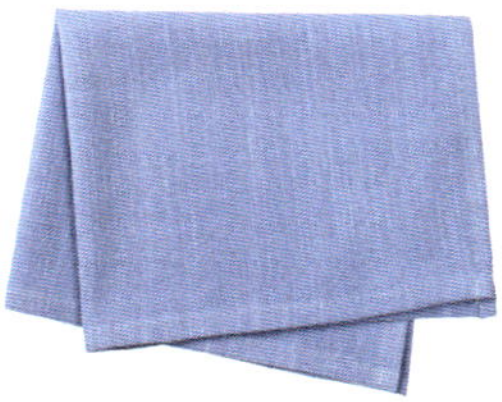

1
BAUMWOLLSTOFFTUCH (CA. 50 × 25 CM)

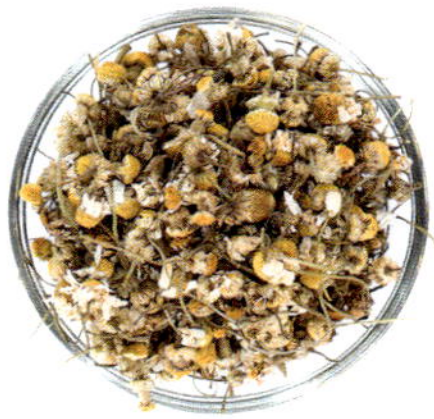

1 Tasse
GETROCKNETE KAMILLENBLÜTEN

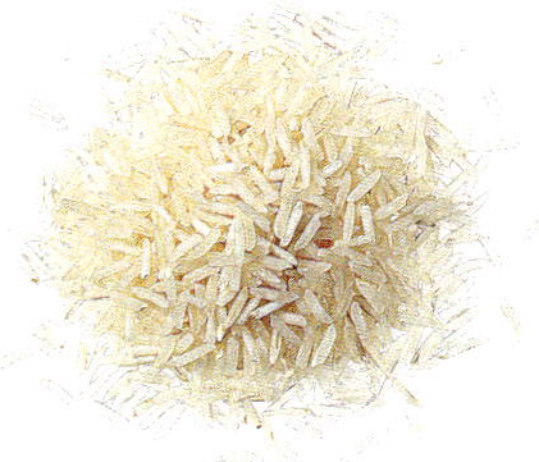

1 Tasse
REIS

BELIEBIG VIELE ANWENDUNGEN

20 MIN.

Stoff einmal zusammenfalten, sodass ein Quadrat entsteht. • An zwei Kanten zu einem Säckchen zusammennähen. • Kamillenblüten und Reis vermischen. • In das Säckchen füllen. • Vor dem Schlafengehen Säckchen unter, in oder neben das Kopfkissen legen. • Nach Belieben zuvor im Backofen bei 150 °C ca. 10 Min. erwärmen. • Säckchen in einem gut geschlossenen Behälter aufbewahren.

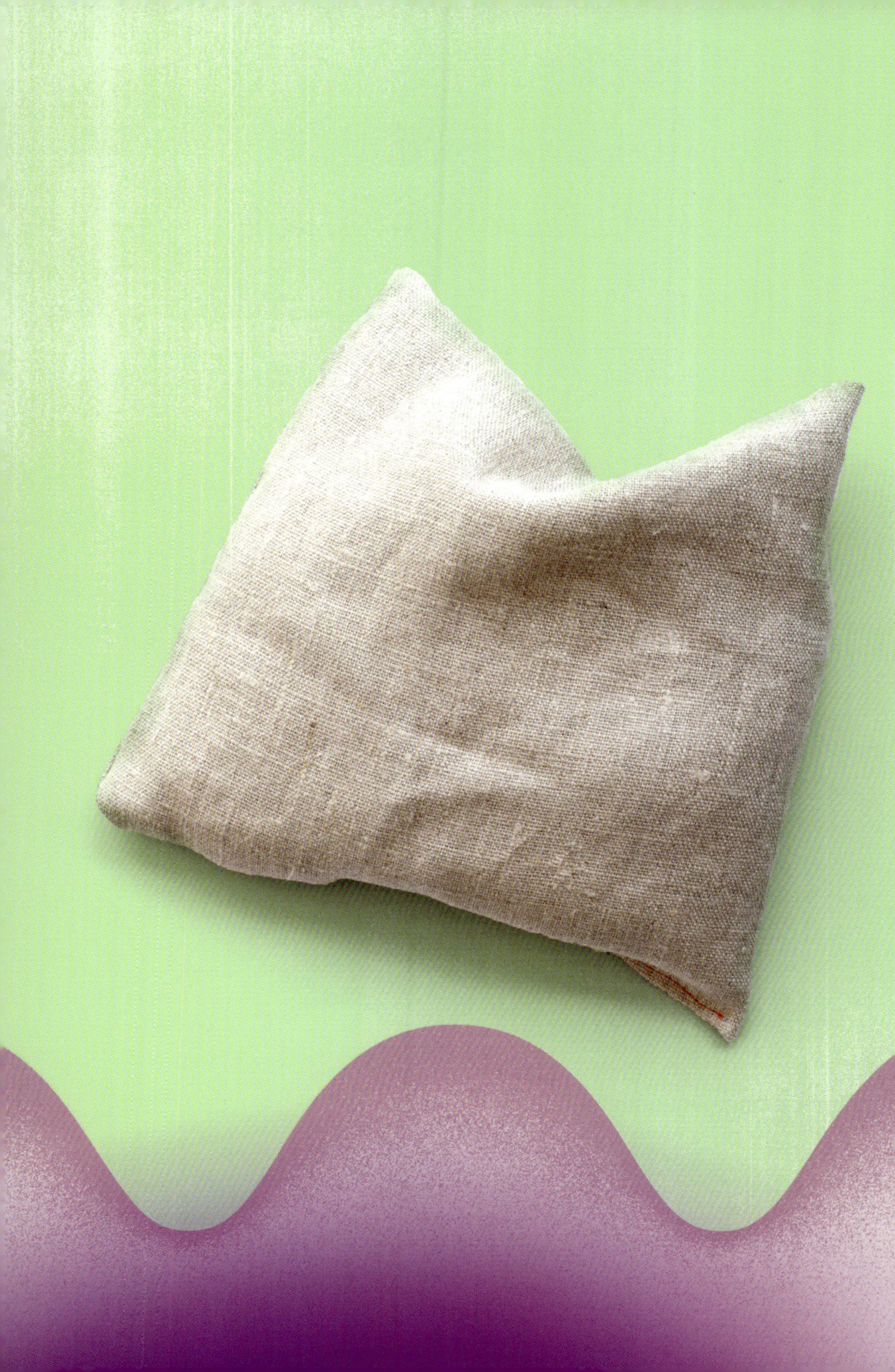

ROSMARINBAD BEI KREISLAUFSCHWÄCHE

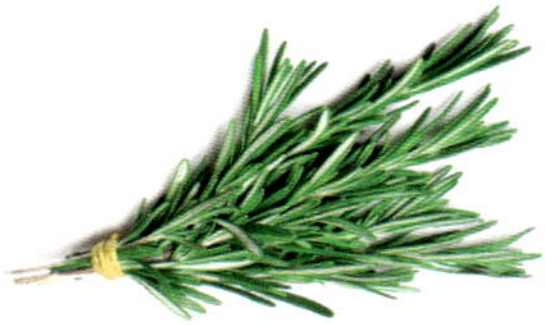

50 g
ROSMARINNADELN

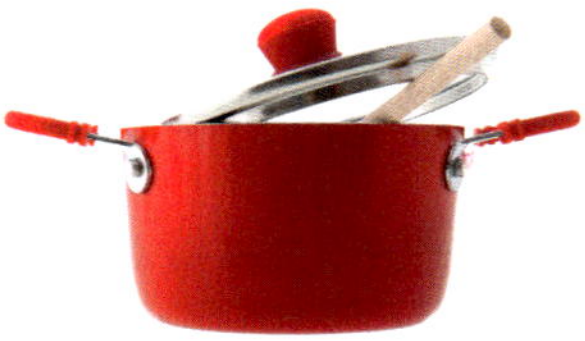

1
TOPF

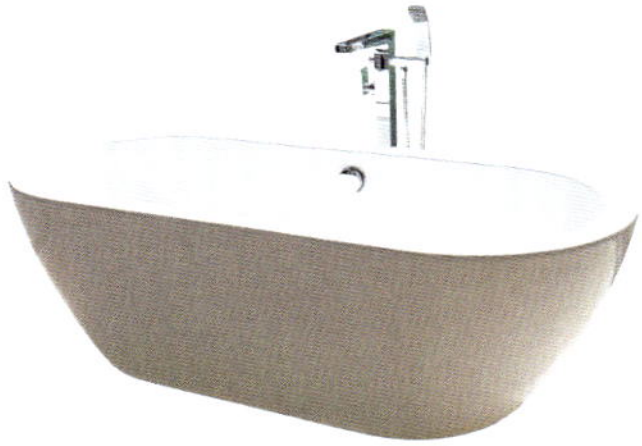

1
BADEWANNE

1 ANWENDUNG

45 MIN. + 10–20 MIN. BADEN

Rosmarinnadeln und 1 l Wasser in einen Topf geben. • Wasser zum Sieden bringen. • Nadeln 30 Min. darin ziehen lassen, dann abseihen. • Vollbad mit etwa 37 °C einlassen. • Rosmarinwasser zugeben und das aktivierende Bad genießen. • Nur am Morgen anwenden.

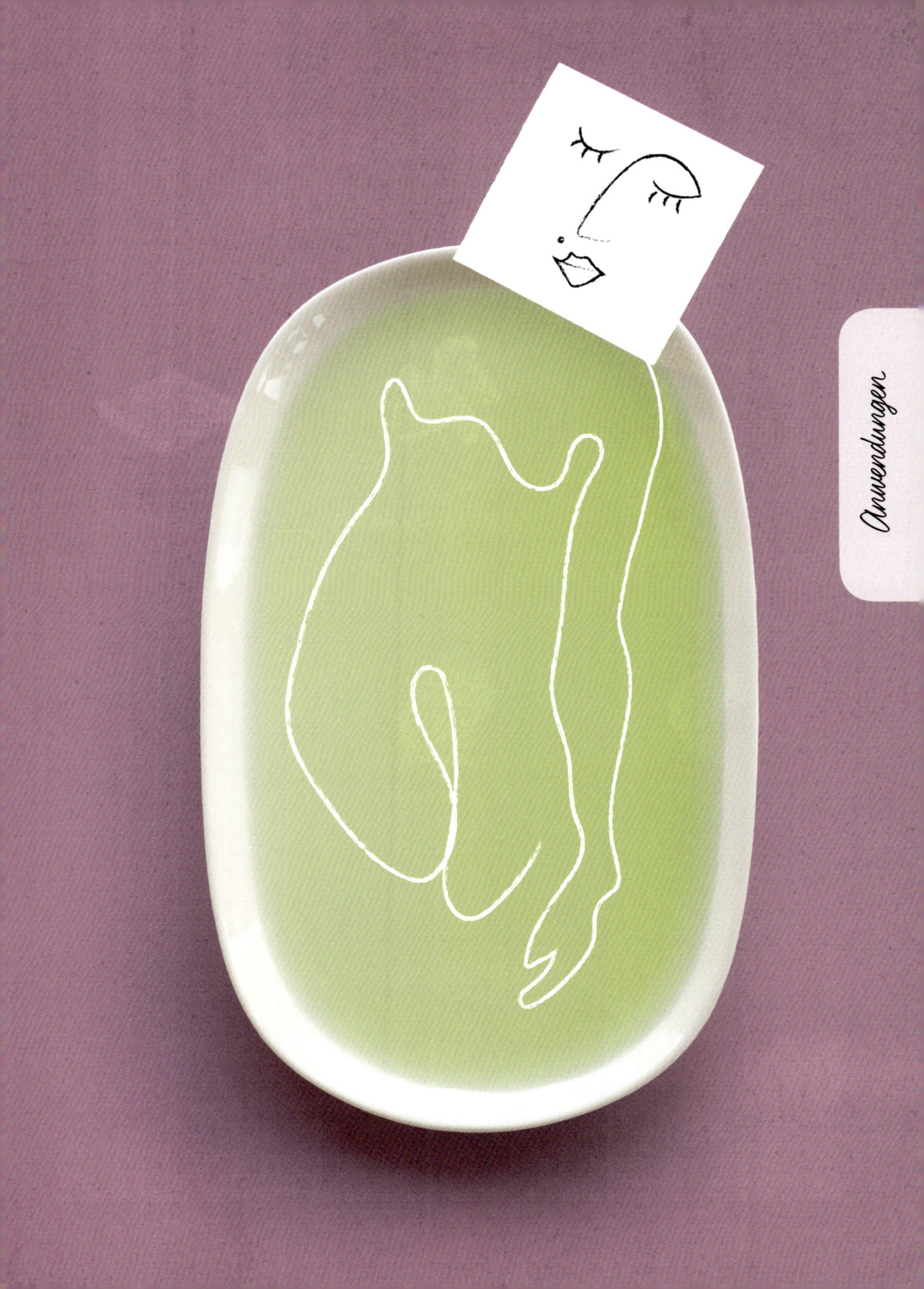

INGWERKOMPRESSE BEI KOPFSCHMERZEN

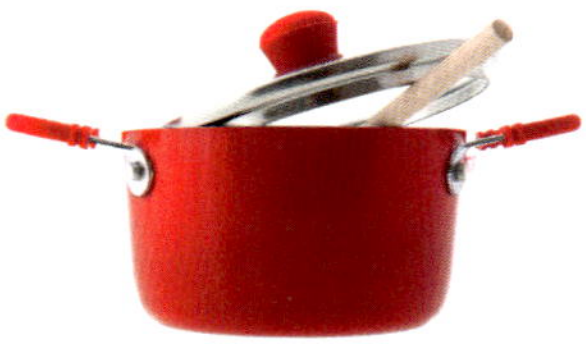

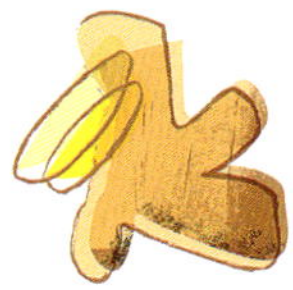

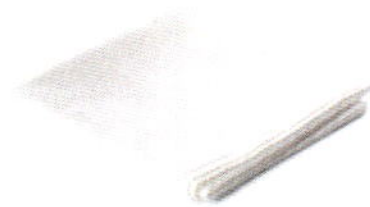

1 TOPF

1 EL FRISCH GERIEBENER INGWER

1 STOFFTASCHENTUCH

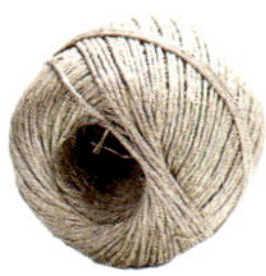

etwas KÜCHENGARN

1 WASCHLAPPEN

10–15 ANWENDUNGEN

15 MIN. + JE 5 MIN. EINWIRKEN

1 l Wasser im Topf aufkochen. • Ingwer in das Taschentuch geben. • Mit Garn zu einem Säckchen binden. • Ingwerflüssigkeit direkt ins Wasser drücken. • Säckchen ins Wasser geben, 5 Min. ziehen lassen. • Entfernen und nochmals ins Wasser ausdrücken (Vorsicht heiß!). • Waschlappen in den warmen Ingwersud tauchen, auswringen, auf die Stirn legen. • Ist er abgekühlt, Anwendung wiederholen.

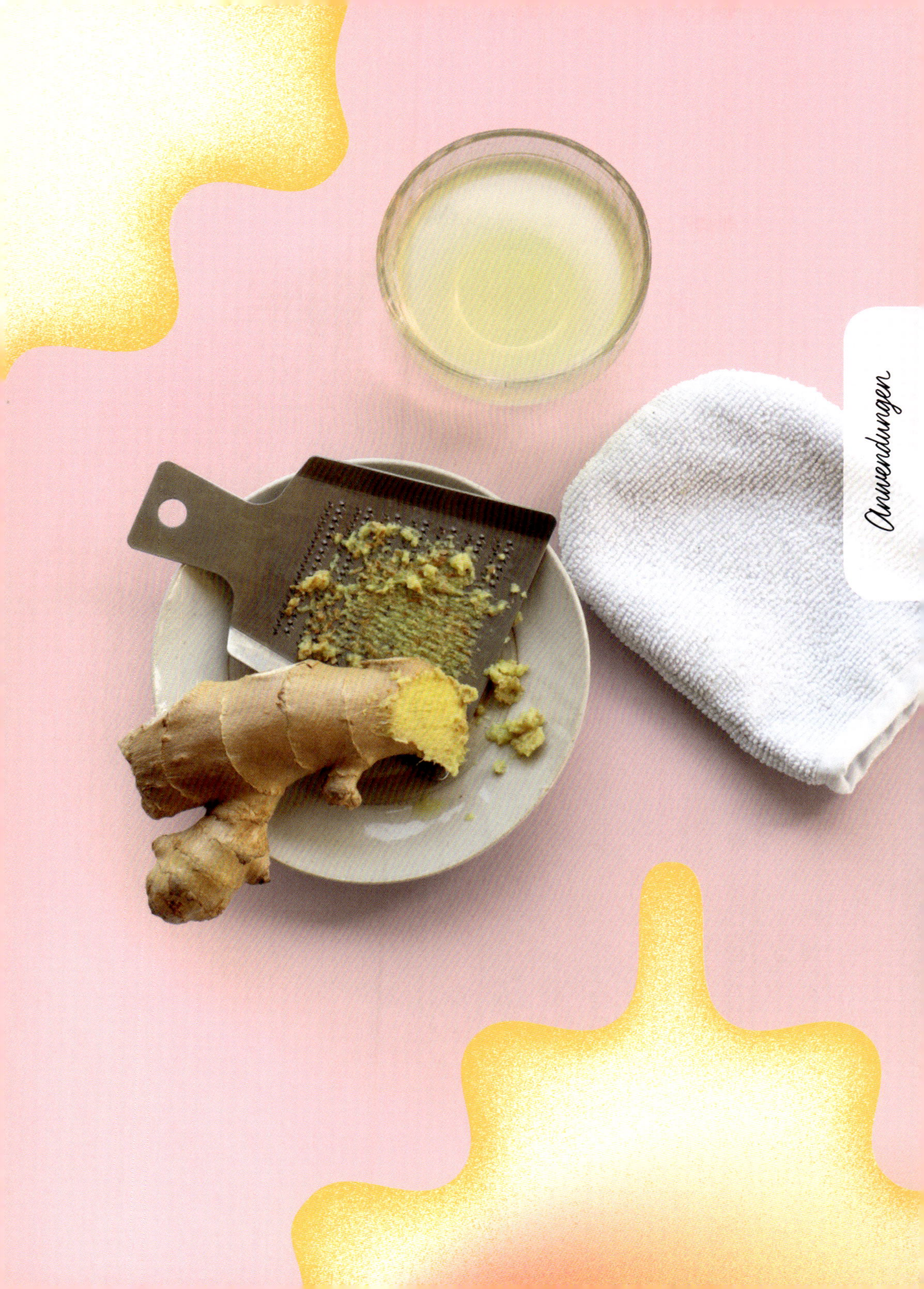

ANSTEIGENDES FUSSBAD BEI FRÖSTELN

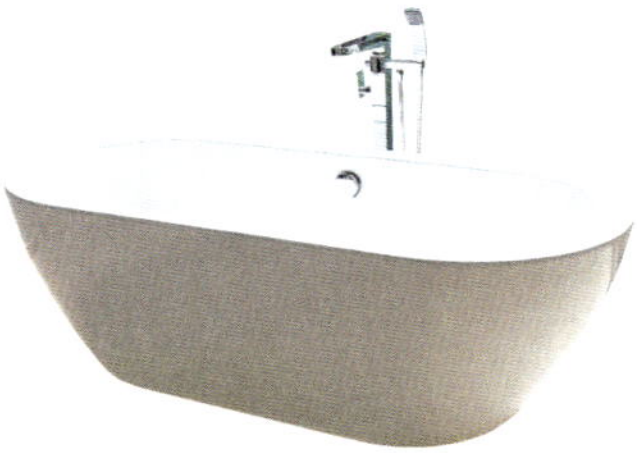

1
BADEWANNE

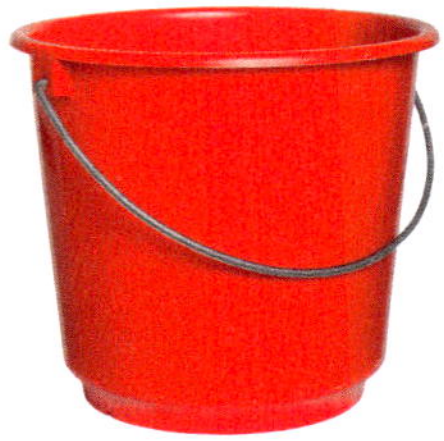

1 großer
EIMER

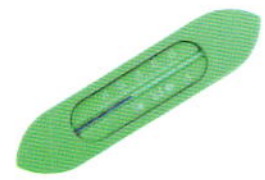

1
THERMOMETER

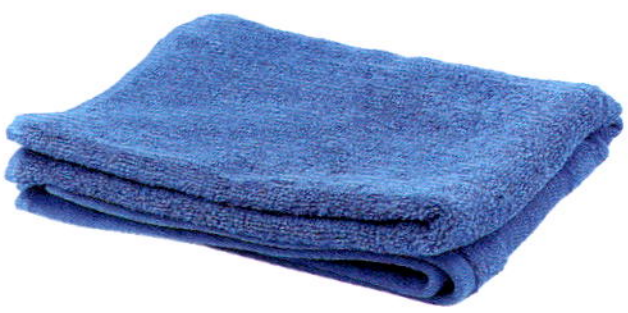

1
HANDTUCH

1 ANWENDUNG

20 MIN. + 15–30 MIN. BETTRUHE

Obenrum warm anziehen. • Auf den Badewannenrand setzen, Füße in den Eimer stellen. • Eimer bis zur Wadenmitte mit 35 °C warmem Wasser füllen. • 10 Min. lang dauernd heißes Wasser zugeben, bis 39–41 °C erreicht sind. • Füße kurz drinhalten, dann abtrocknen. • Warm angezogen 15–30 Min. im Bett ruhen.

Anwendungen

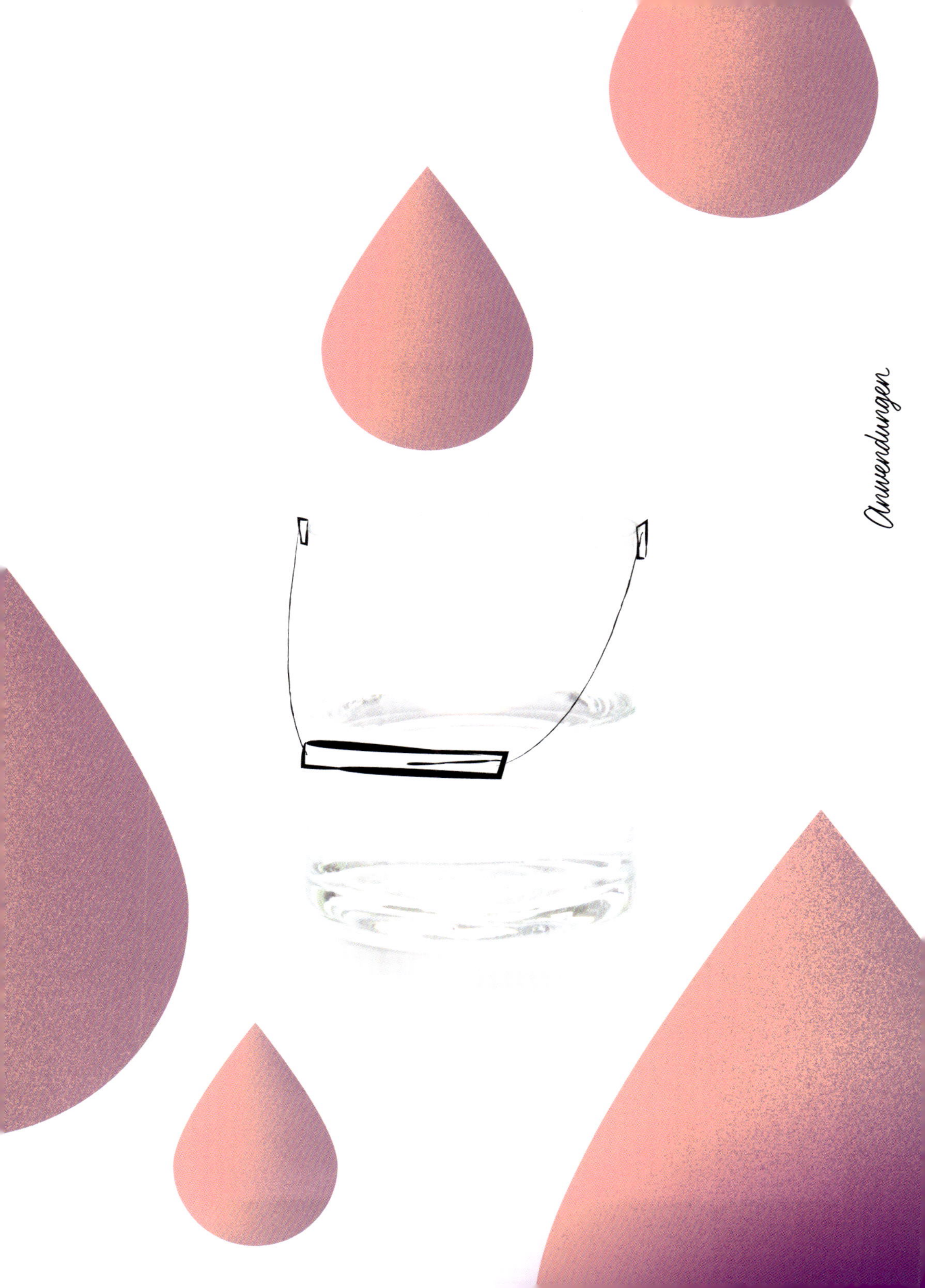

LEINSAMENSCHLEIM BEI SODBRENNEN

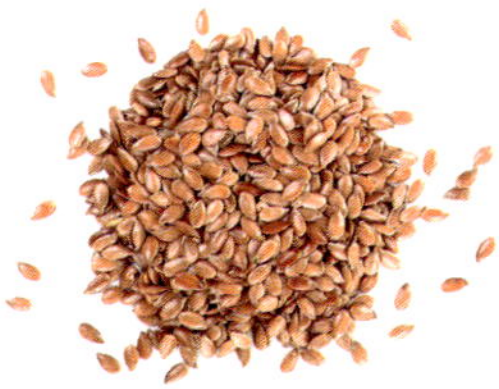

1 EL
LEINSAMEN

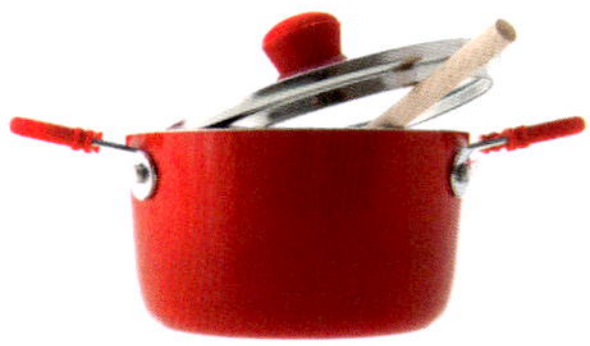

1
TOPF

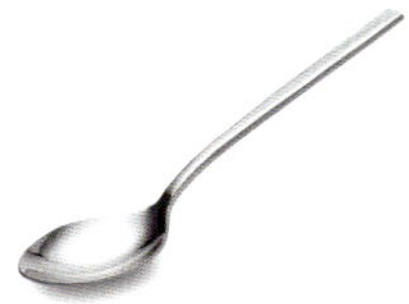

1
LÖFFEL ZUM ABSCHÖPFEN

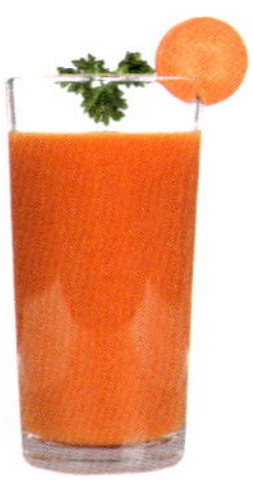

beliebiger
FASTENSAFT
(AB, SEITE 54)

1 PORTION

10 MIN.

Leinsamen und 500 ml Wasser in einen Topf geben, aufkochen. • Bei schwacher Hitze 5 Min. leise köcheln lassen. • Entstandenen Schleim abschöpfen und in den Fastensaft rühren.

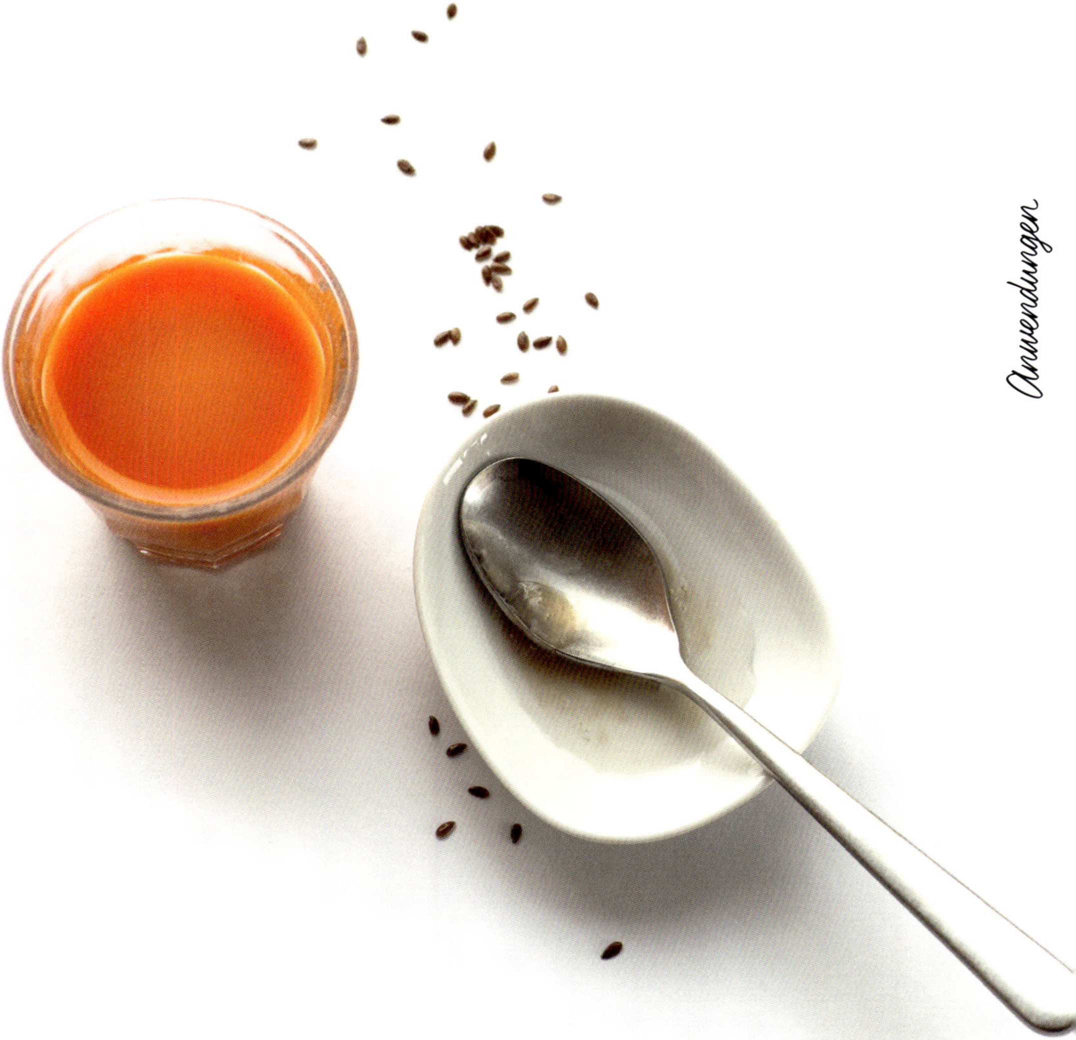

VORBEREITUNG AUF DAS FASTENBRECHEN

Bevor das Fastenbrechen ansteht, gehen Sie einkaufen, also noch während Ihres siebten Fastentags. Denn nach dem siebten Fastentag fangen Sie an, sich langsam wieder an feste Nahrung zu gewöhnen. Tag eins ist das Fastenbrechen, dann folgen drei Aufbautage, an denen Sie möglichst leicht Verdauliches essen.

LANGSAME UMSTELLUNG

Während des Fastens ist die Produktion der Verdauungssäfte zum Erliegen gekommen, schließlich wurden sie in dieser Zeit nicht gebraucht. Deshalb ist es wichtig, dass Sie sich allmählich an das Essen herantasten, damit die Verdauung langsam wieder angekurbelt wird und sich der Stoffwechsel umzustellen beginnt. Schonkost ist also wieder angesagt.

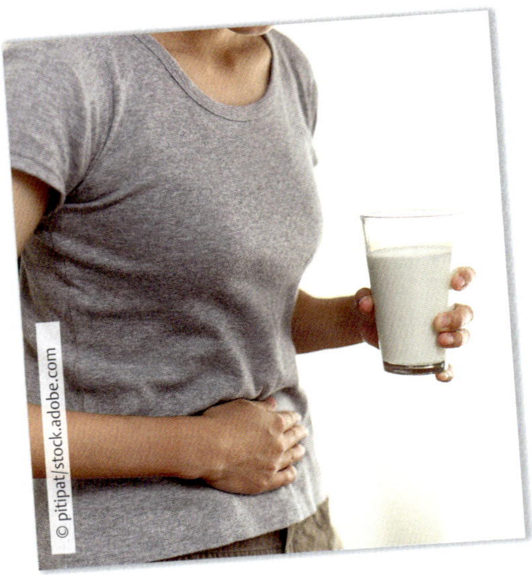

Die Umstellung auf normales Essen erfolgt langsamer als die Umstellung auf das Fasten, das mit zwei Entlastungstagen eingeleitet wurde. Je länger Sie gefastet haben, desto mehr Zeit sollten Sie sich auch für den Kostaufbau nehmen. Mindestens drei Aufbautage brauchen Sie.

Würden Sie gleich wieder »ganz normal« essen, riskierten Sie mit ziemlicher Sicherheit Verdauungsprobleme. Die Nahrung würde teilweise nicht verdaut und diese unverdauten Bestandteile würden im Dünndarm unter Gasentwicklung von Darmbakterien abgebaut. Im Klartext heißt das: Üble Blähungen sind vorprogrammiert.

Die Nahrung für die nächsten Tage besteht daher wieder aus leicht verdaulichen Lebensmitteln. Diese zeichnen sich dadurch aus, dass Sie wenig Ballaststoffe, Fett,

Zucker und Säure enthalten, aber einen hohen Gehalt leicht verdaulicher Kohlenhydrate.

EINE NEUE ART DER ERNÄHRUNG

Es gibt noch einen weiteren Grund: Sie sollten sich an eine neue Art der Ernährung gewöhnen und sich einen grundsätzlich bewussteren Umgang mit Ihrem Essen erhalten. Leider fallen viele, die eine Fastenkur gemacht haben, bald danach in alte Gewohnheiten zurück. Dann sind die Kilos schnell wieder auf den Rippen. Jetzt haben Sie die Chance, Ihre Ernährung auf Dauer umzustellen, hin zu einer gesünderen, weniger belastenden, leichten und bewussten Ernährungsweise.

DER EINKAUF

Wie an den Entlastungstagen sollten Sie besonders unbelastete Lebensmittel essen. Kaufen Sie also im Bioladen oder bei einem Bio-Stand auf dem Wochenmarkt ein, wo Sie frische Lebensmittel in besonders guter Bio-Qualität, zum Beispiel von Bioland oder Demeter, bekommen. Diese Label haben einen höheren Anspruch an die biologische Qualität als solche nur mit Bio- oder EU-Siegel. Gutes kann jetzt für Sie nicht gut genug sein, wenn Sie sich langsam wieder an das Essen gewöhnen.

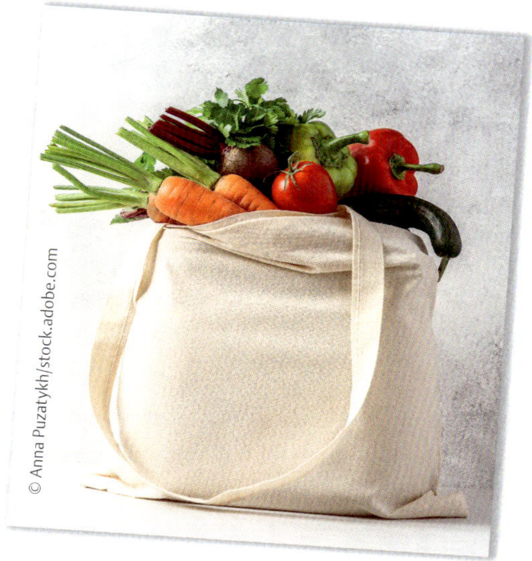

Schon der Einkauf wird jetzt zu einem sinnlichen Erlebnis. Deshalb können Sie ihn auch so richtig zelebrieren: Lassen Sie sich vom Anblick der farbenfrohen Obst- und Gemüsesorten faszinieren, genießen Sie die Düfte (fragen Sie am Gemüsestand aber lieber nach, bevor Sie Ihre Nase in reife Tomaten, betörend rote Erdbeeren oder einen Strauß frischer Kräuter stecken). Malen Sie sich aus, welche leckeren Mahlzeiten Sie aus dem großen Angebot an frischen Lebensmitteln zubereiten könnten. Eine Einkaufliste als Vorschlag finden Sie auf (Seite 78).

1. TAG: FASTENBRECHEN

Morgens trinken Sie noch den Fastentee, wie Sie es bereits kennen. Am Vormittag beginnt dann das Fastenbrechen. Klassischerweise beginnt man mit einem der einfachsten Gerichte überhaupt: einem Apfel. Ein Apfel hat einen moderaten Anteil an Fruchtzucker, ist basenbildend und gut verdaulich. Wer möchte, kann den Apfel auch dünsten oder Apfelmus daraus zubereiten.

Vielleicht können Sie sich schon gar nicht mehr vorstellen, wie es ist, in etwas Essbares hineinzubeißen, es im Mund zu haben und zu kauen. Malen Sie sich schon vor dem ersten Bissen aus, wie das sein wird: Das krachende Geräusch, wenn Sie in die Frucht beißen, wie in der Zahnpastawerbung. Der süß-saure Saft, der Ihnen vielleicht am Kinn herunterrinnt. Der Duft, der Ihnen in die Nase steigt. Das säuerliche Prickeln auf der Zunge.

Machen Sie ruhig einen Kult aus Ihrer ersten Mahlzeit und bereiten Sie Ihren Apfel wie zu einem Festmahl vor. Sie können sich den Tisch hübsch decken, den Apfel auf einen schönen Teller legen und, wenn Sie ihn lieber in Stücke schneiden wollen als hineinzubeißen, ein Messer dazulegen. Serviette nicht vergessen!

Und jetzt: Schnuppern Sie an diesem herrlich duftenden Obst. Was wird das für ein Genuss sein! Jetzt schneiden Sie entweder ein Stück ab oder beißen einen Bissen ab. Zunge, Gaumen, Lippen und Zähne erleben dieses Stückchen Apfel so bewusst wie nie. Kauen Sie bedächtig und mit geschlossenen Augen. So genießen Sie den Apfel mit allen Sinnen, Bissen für Bissen. Wenn Sie ihn nicht ganz aufessen können, weil Sie schon satt sind, dann lassen Sie den Rest liegen.

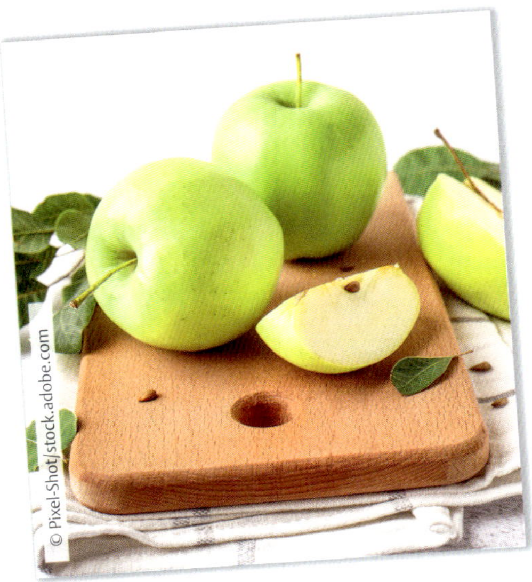

Der Bann ist gebrochen

Mittags löffeln Sie wie gewohnt noch einmal eine Fastenbrühe, aber nachmittags können Sie schon Ihren zweiten Apfel genießen. Lassen Sie sich dabei ebenso viel Zeit wie beim ersten.

Am Abend können Sie sich eine leichte Suppe kochen, z. B. eine Gemüse-Kartoffel-Suppe (Seite 86).

Für Ihren Muntermacher am nächsten Morgen, den Sie noch im Bett genießen, legen Sie schon drei Trockenpflaumen oder -feigen in Wasser ein.

2. BIS 4. TAG: DIE AUFBAUTAGE

An den nächsten drei Tagen erhöhen Sie die Kalorienmenge Ihrer Gerichte. Beginnen Sie mit kohlenhydratreichen Lebensmitteln (siehe oben). Mit fett- und eiweißhaltigen Lebensmitteln dagegen sollten Sie noch sehr sparsam umgehen und sie auch nur sehr langsam steigern. Essen Sie an den Aufbautaugen täglich nicht mehr als 800 kcal.

Gewöhnen Sie sich an, sehr regelmäßige Essenzeiten einzuhalten, zum Beispiel morgens zwischen 8 und 9.30 Uhr, mittags zwischen 12 und 13.30 Uhr und abends zwischen 18 und 19 Uhr. Versuchen Sie, die Essenszeiten auch nach Ihren Aufbautagen beizubehalten. An den Aufbautagen sind auch Zwischenmahlzeiten angesagt. Und trinken Sie zwischendurch immer reichlich Tee oder Wasser.

Für die drei Aufbautage finden Sie ein paar Rezeptvorschläge ab Seite 82. Wenn Sie möchten, können Sie aber auch auf die Rezepte für die Entlastungstage (Seite 20) zurückgreifen, die genauso schonend und kalorienarm sind.

So sieht Ihr Speiseplan an den nächsten drei Tagen aus:

Morgens, noch im Bett: Drei Stück eingeweichtes Trockenobst langsam essen.

Frühstück: Zu Ihrem Morgentee gibt es einen Hirsebrei (Seite 82) oder einen Bananenporridge (Seite 84). Es darf aber auch ein Müsli aus Haferflocken, Joghurt und Obst der Saison oder ein Obstquark mit Obst der Saison sein, den Sie nach Belieben mit etwas Honig süßen können.

Mittagessen: 1 Suppe (zum Beispiel Tomatensuppe, Seite 88), 1 Salat (zum Beispiel Apfel-Möhren-Salat, Seite 90) und zum Beispiel 100 g gegarter Vollkornreis, 3 kleine Pellkartoffeln oder 2–3 EL Kartoffelpüree, zubereitet mit etwas Butter und Milch.

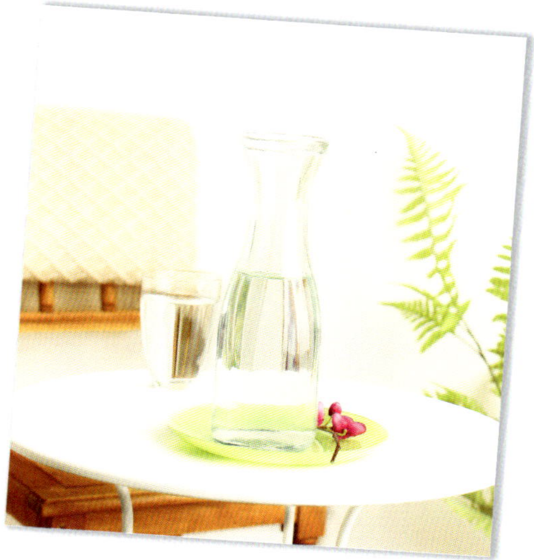

Nachmittags: nicht zu kräftiger schwarzer Tee mit 1–2 TL Honig.

Abendessen: 1 Suppe oder 1 Salat oder Porridge (Seite 84) oder Hirsebrei (Seite 82).

Zwischendurch: 3 Äpfel, verteilt über den Tag.

Und: Trinken, trinken, trinken!

EINKAUFSLISTE FÜR DIE AUFBAUTAGE

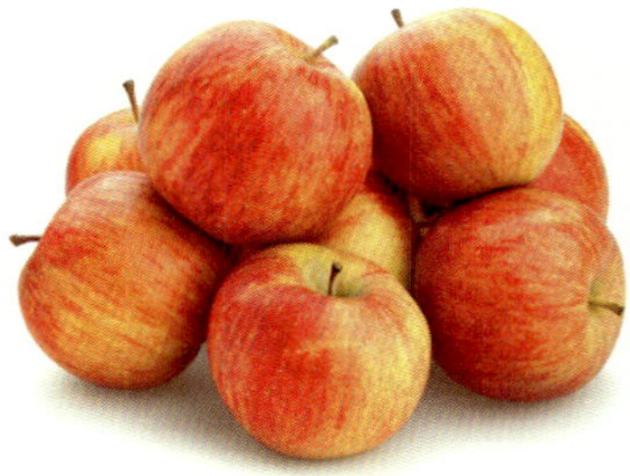

Schauen Sie sich die Rezepte ab Seite 82 an und wählen Sie aus, was Sie dafür benötigen.

- mindestens 10 Äpfel
- 1 Tüte Trockenpflaumen oder/und -feigen
- Kartoffeln
- Obst der Saison, z. B. Erdbeeren, Kirschen, Pfirsiche
- Bananen
- Tomaten
- Möhren
- Zucchini
- Haferflocken
- Hirse
- Milch
- Quark
- Joghurt
- Zimt
- Gemüsebrühpulver
- frische Kräuter, z. B. Petersilie

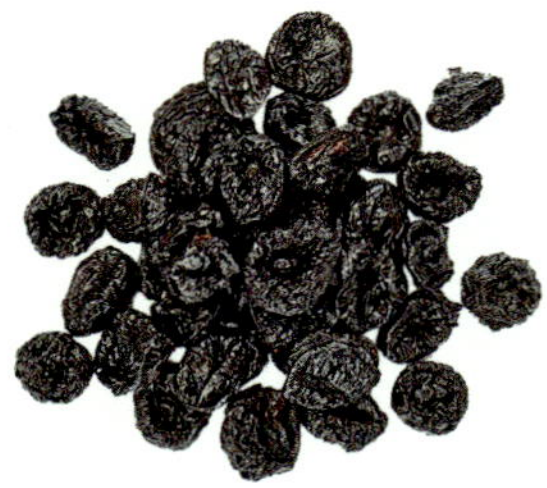

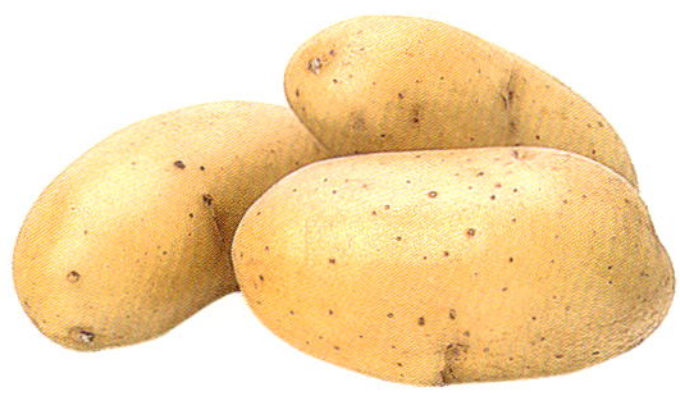

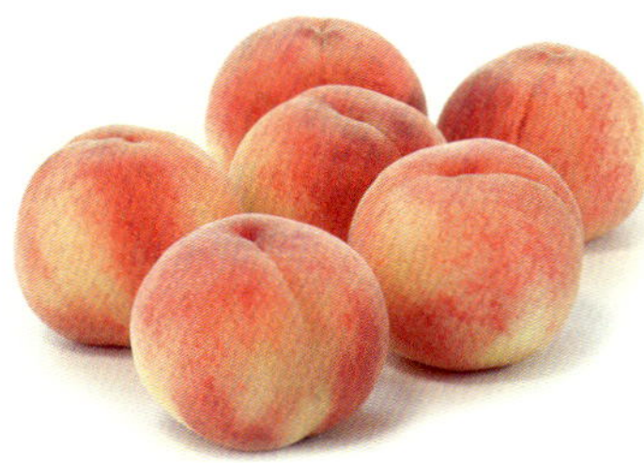

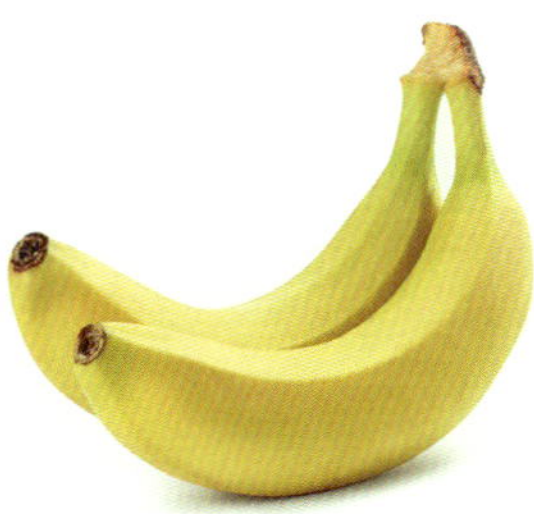

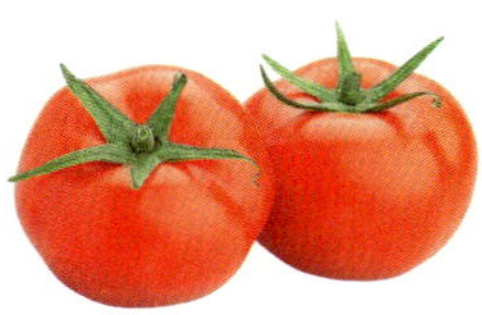

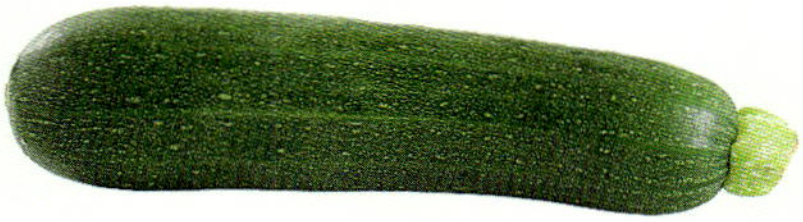

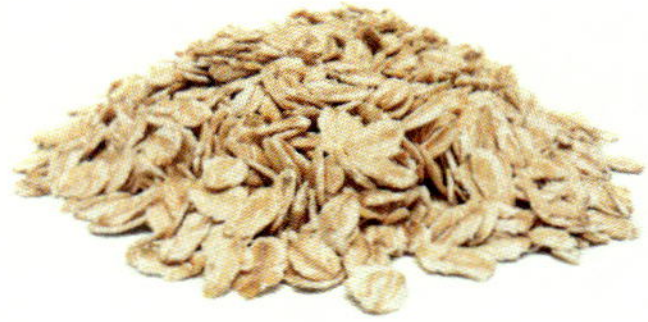

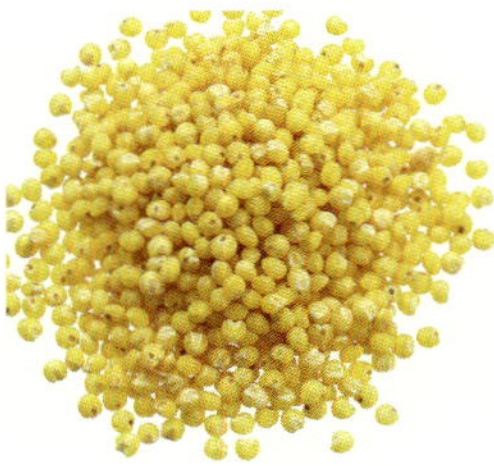

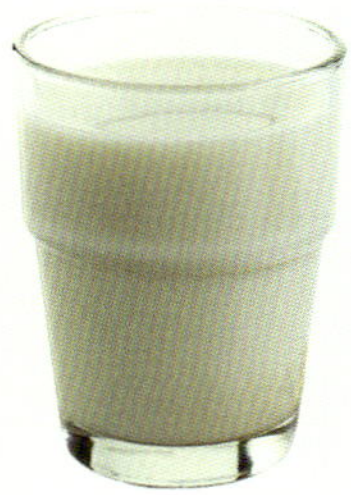

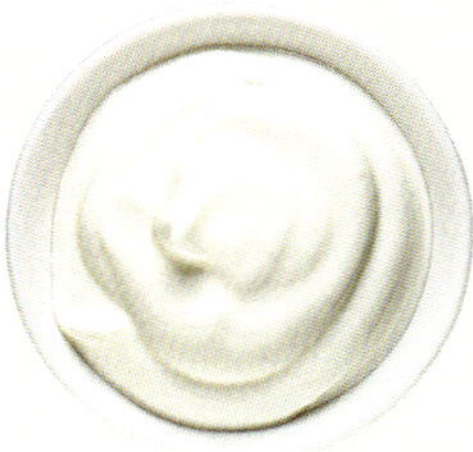

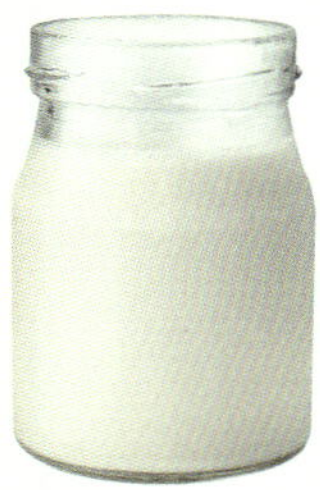

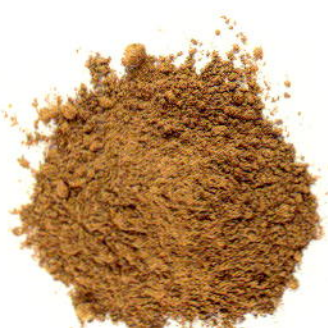

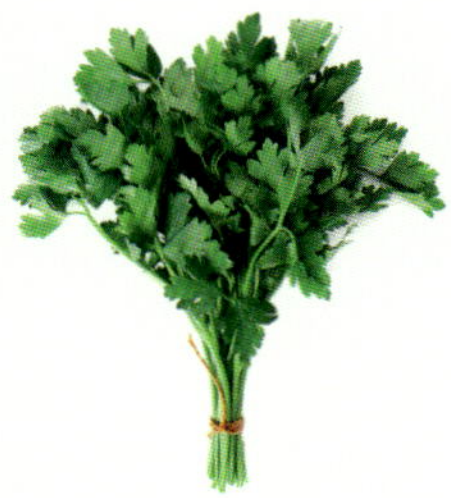

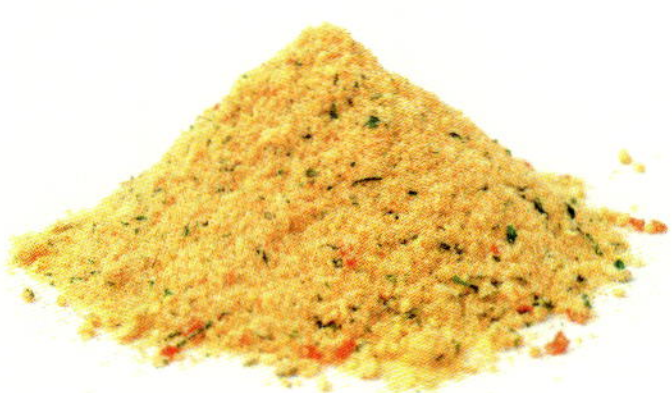

FASTENBRECHEN MIT EINEM APFEL

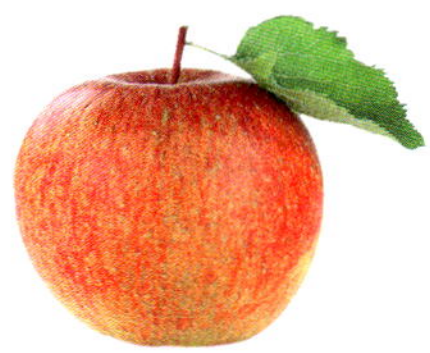

1 guter
BIO-APFEL

1 PORTION

MIND. 20 MIN., KEINE EILE!

Apfel auf einen Teller legen, in Stücke schneiden oder ganz lassen. • Zuerst den Duft genießen. • Dann ein Stück in den Mund schieben bzw. abbeißen. • Langsam kauen, mindestens 20-mal pro Bissen bzw. bis der Bissen flüssig ist. Aroma und Mundgefühl bewusst wahrnehmen. • Einen Bissen nach dem anderen genießen, dazwischen Pausen machen. • Nur so viel essen, bis Sie satt sind.

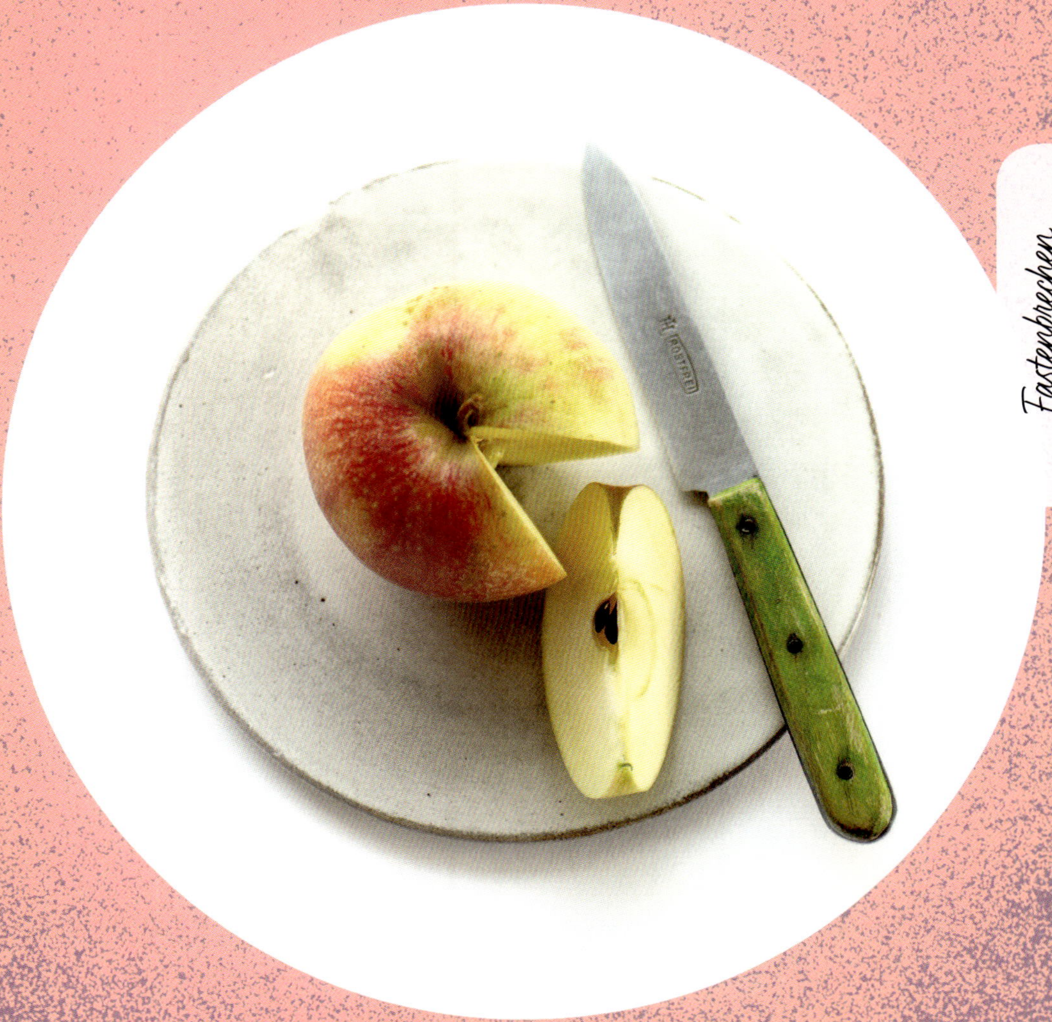

HIRSEBREI MIT PFIRSICH

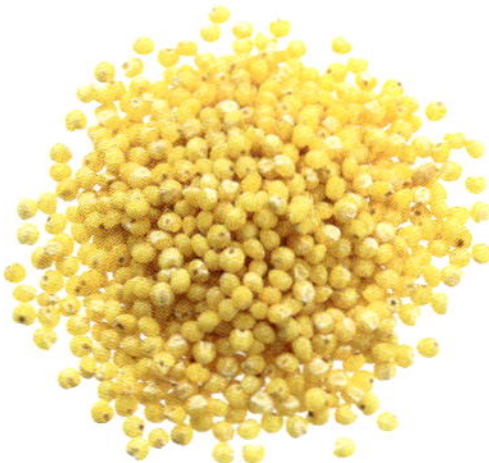

50 g
HIRSE

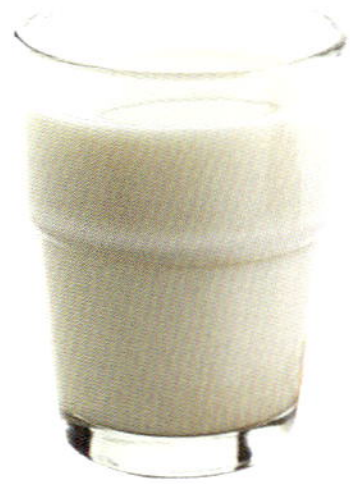

250 ml
MILCH

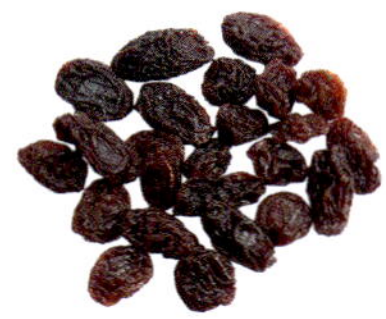

10 g
ROSINEN

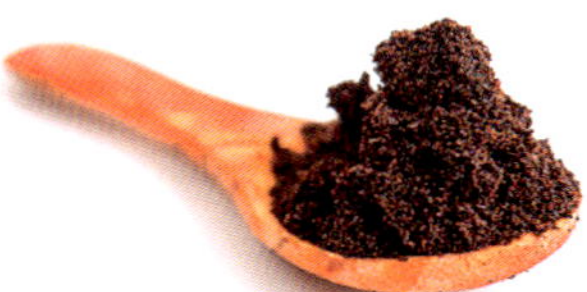

1 Prise
GEMAHLENE VANILLE

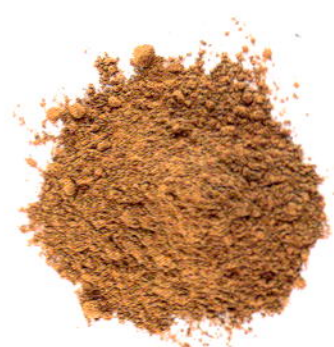

etwas
ZIMT

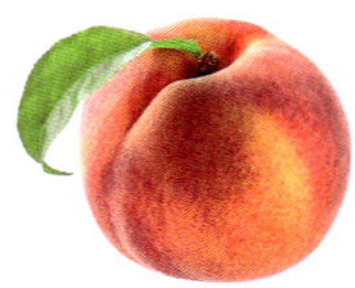

1
PFIRSICH

1 PORTION

10 MIN. + 20 MIN. GAREN

Hirse in einem feinen Sieb so lange unter fließendem heißem Wasser waschen, bis das Wasser klar ist. • Mit Milch und Rosinen in einem Topf zum Kochen bringen. • Unter Rühren 20 Min. köcheln lassen. • Pfirsich waschen und in mundgerechte Stücke schneiden. • Hirsebrei mit Vanille und Zimt abschmecken. • Mit dem Pfirsich heiß genießen.

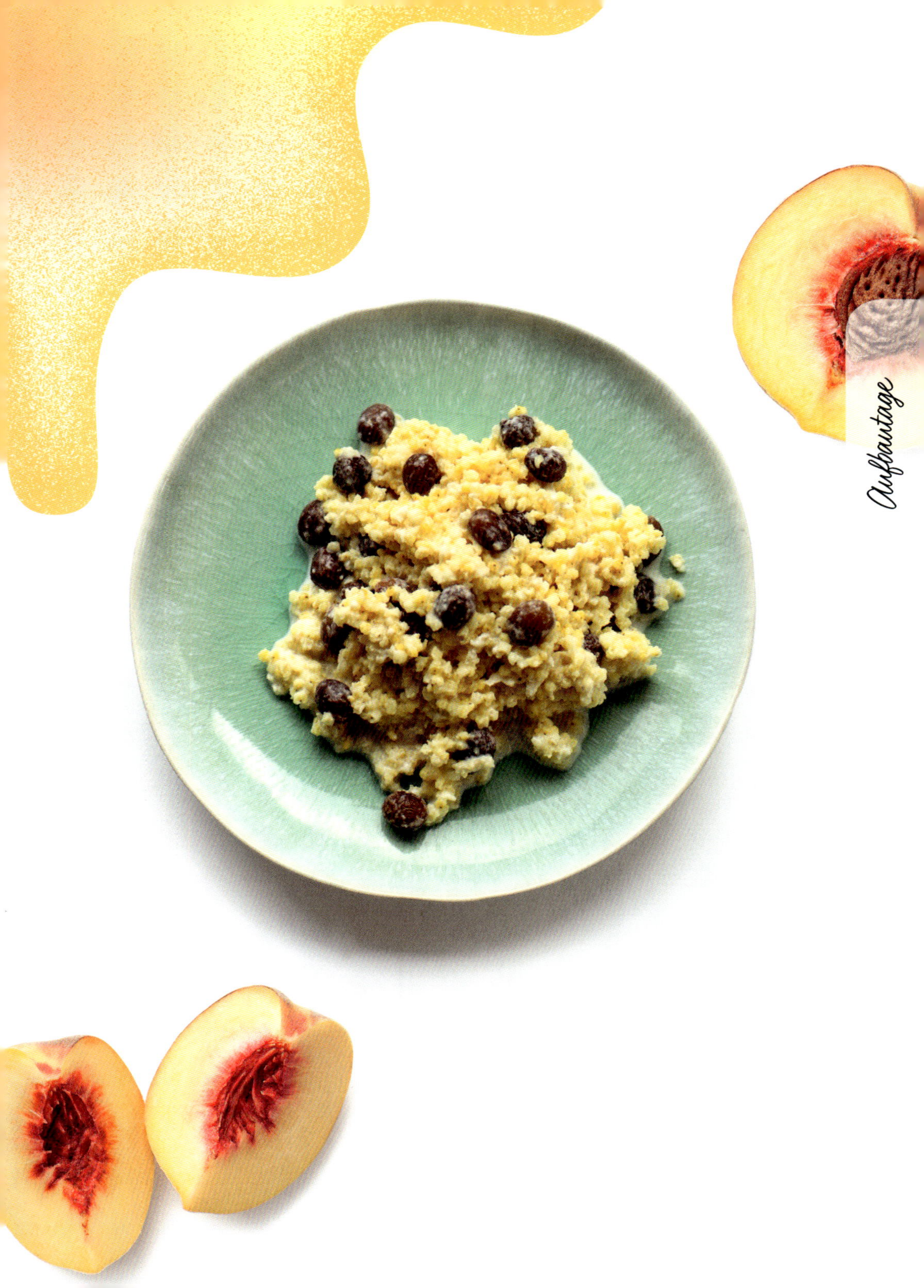

BANANENPORRIDGE

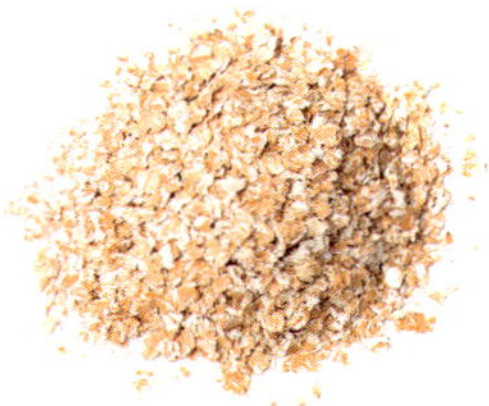

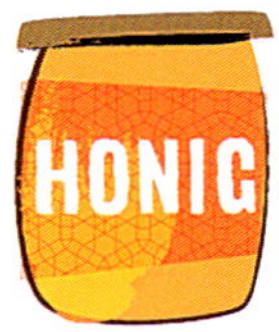

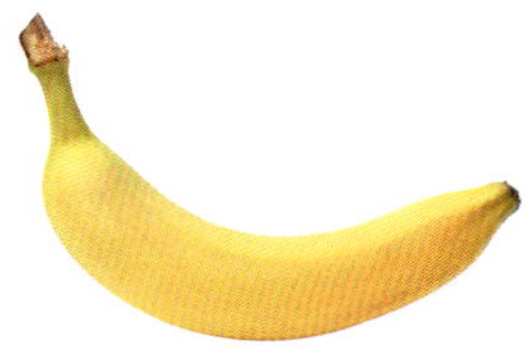

50 g	½ TL	1
ZARTE HAFERFLOCKEN	FLÜSSIGER HONIG	BANANE

AUS DEM VORRAT: SALZ

1 PORTION

5 MIN. + 4 MIN. GAREN

Haferflocken mit 100 ml Wasser in einem kleinen Kochtopf bei mittlerer Hitze erhitzen. • 3–4 Min. köcheln lassen, bis der Hafer eine breiartige Konsistenz hat. • Topf von der Platte ziehen. • Honig einrühren, salzen. • Banane schälen, in Scheiben schneiden. • Zum Porridge genießen.

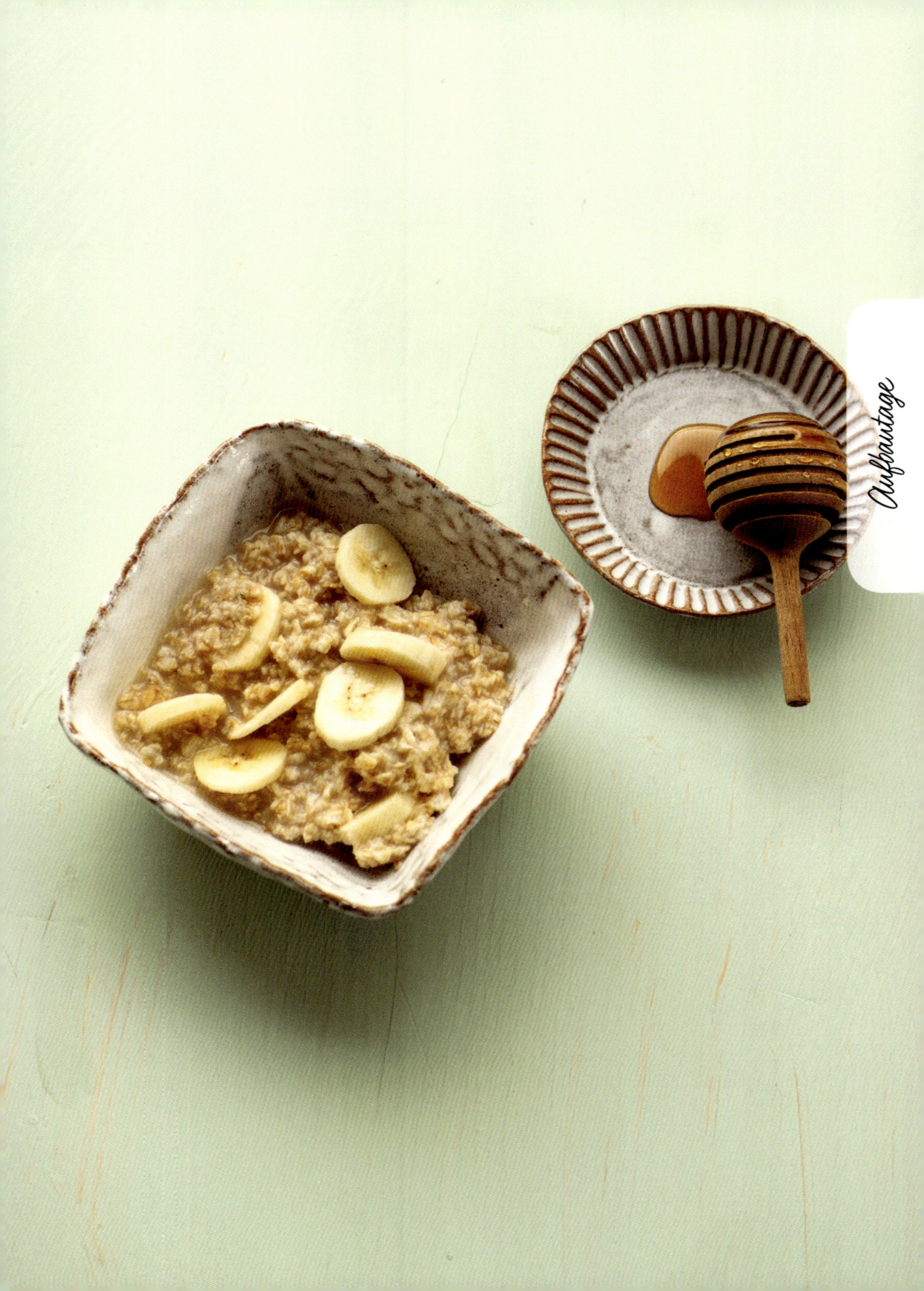

GEMÜSE-KARTOFFEL-SUPPE

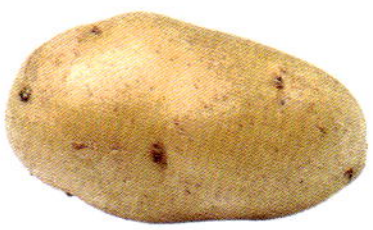

60 g
KARTOFFELN

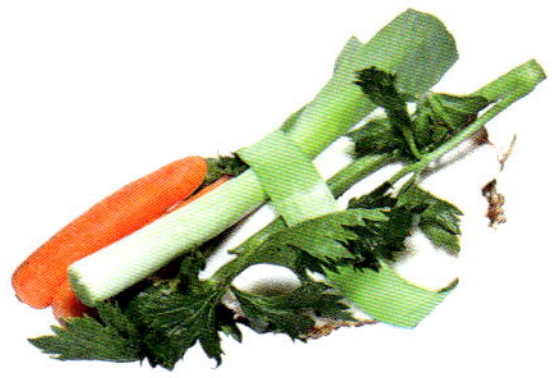

1 Bund
SUPPENGRÜN

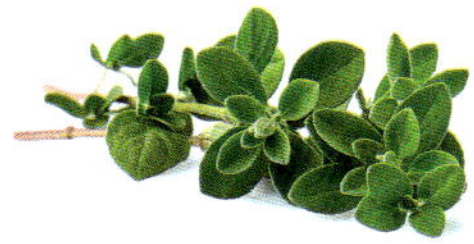

1 Prise
MAJORAN

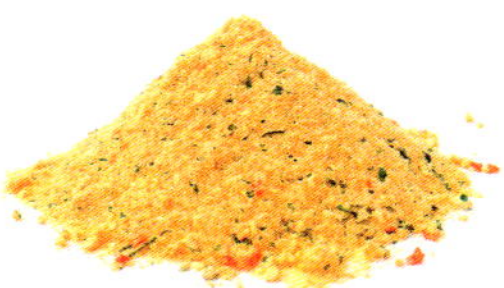

etwas
GEMÜSEBRÜHPULVER

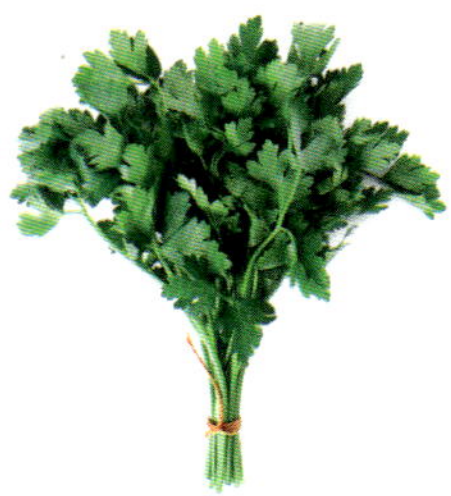

1 TL
GEHACKTE PETERSILIE

1 PORTION

5 MIN. + 15 MIN. GAREN

Kartoffel und Suppengemüse putzen, schälen, waschen, in feine Scheiben schneiden. • In einem Topf 250 ml Wasser zum Kochen bringen. • Gemüse darin 15 Min. zugedeckt weich garen. • Suppe mit Majoran und Gemüsebrühe abschmecken. • Mit Petersilie bestreuen.

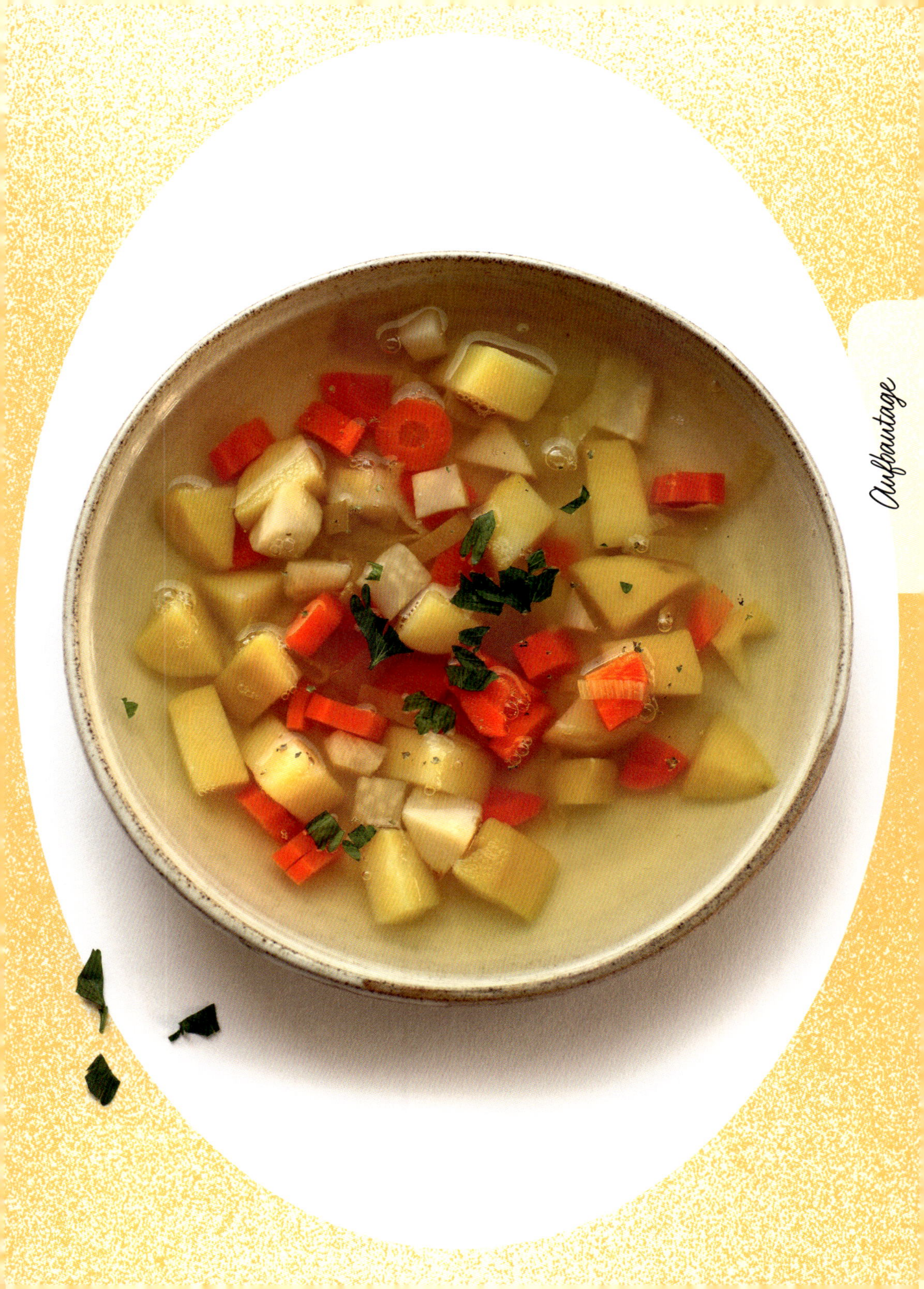

TOMATENSUPPE

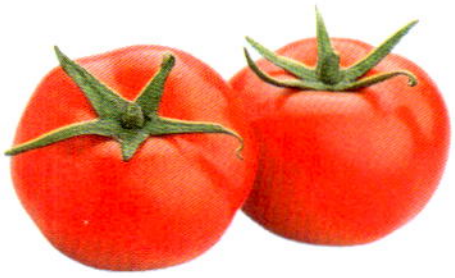

250 g
REIFE TOMATEN

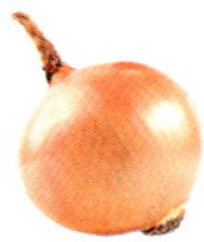

½
ZWIEBEL

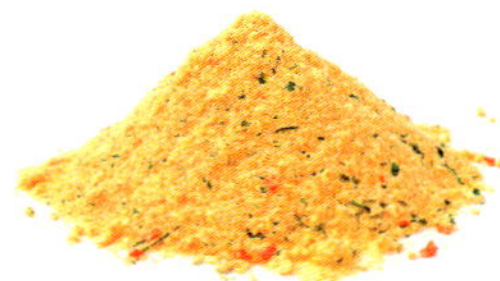

etwas
GEMÜSEBRÜHPULVER

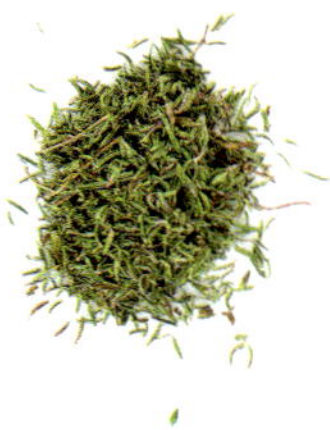

getrockneter
THYMIAN

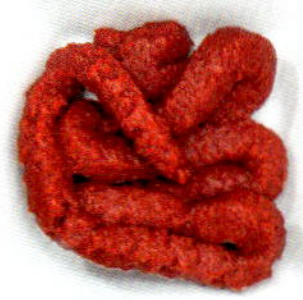

1 TL
TOMATENMARK

AUS DEM VORRAT: OLIVENÖL · SALZ · PFEFFER

1 PORTION

10 MIN. + 10 MIN. GAREN

Tomaten waschen, würfeln. • Zwiebel schälen, fein würfeln. • 1 TL Olivenöl in einem Topf erhitzen, Zwiebeln und Tomaten zugeben, ca. 10 Min. weich dünsten. • Durch ein Sieb streichen. • 250 ml Wasser mit Gemüsebrühe zum Kochen bringen. • Tomaten-Zwiebel-Mischung hinzufügen. • Mit Salz, Pfeffer Thymian und Tomatenmark abschmecken. • Mit Thymian bestreuen.

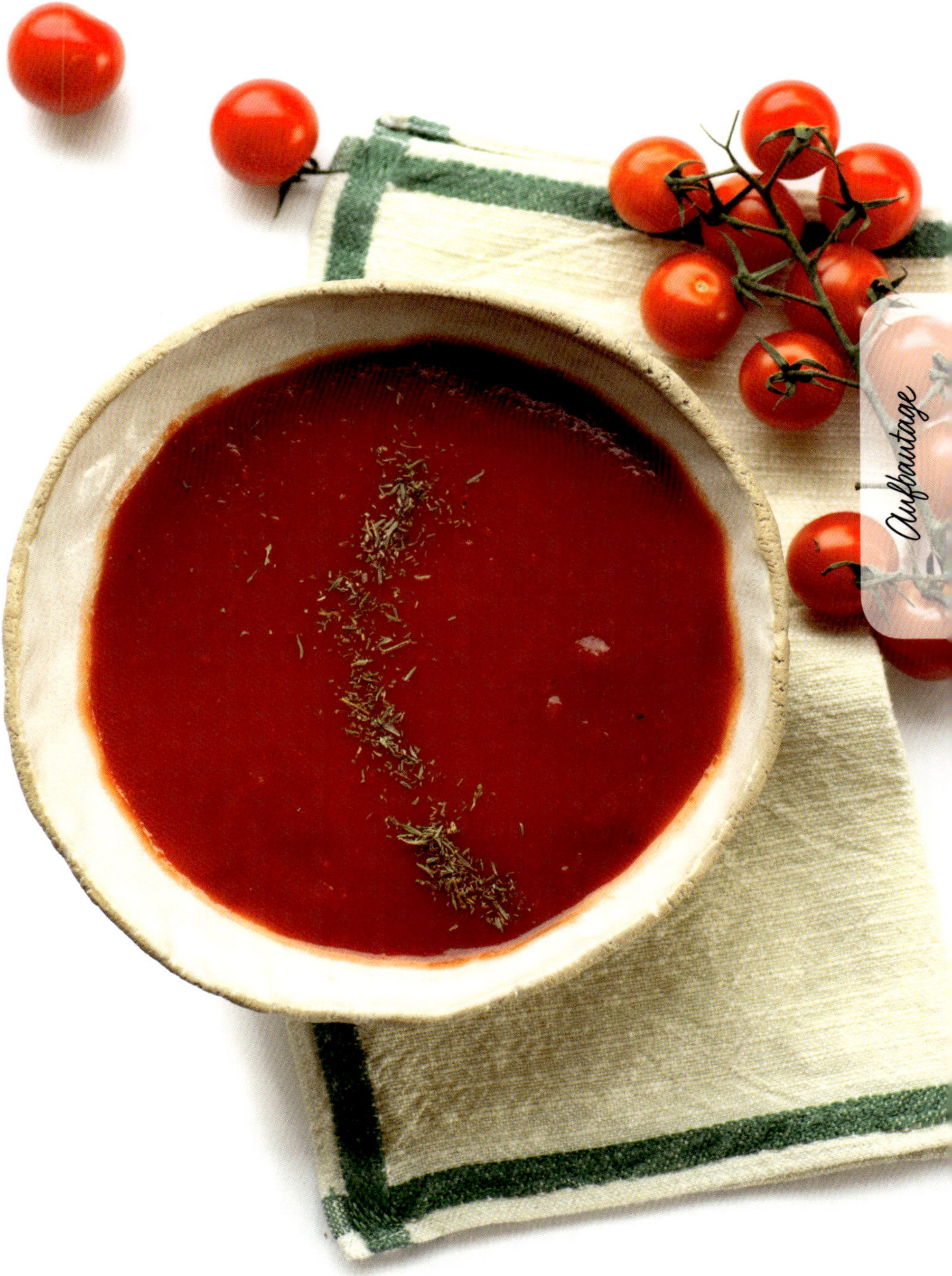

APFEL-MÖHREN-SALAT

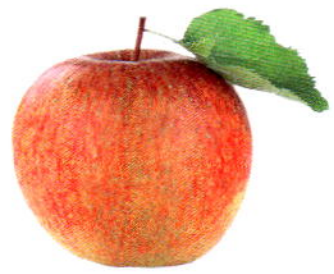

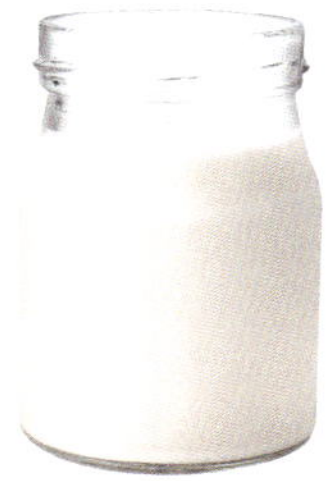

2
MÖHREN

1
APFEL

3 EL
JOGHURT

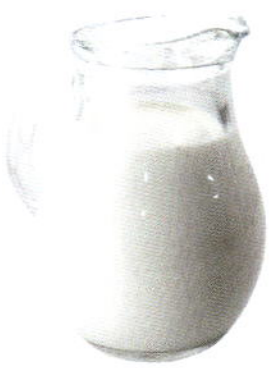

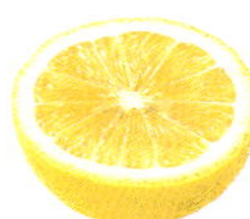

1 EL
SAHNE

2 TL
FRISCH GEPRESSTER ZITRONENSAFT

AUS DEM VORRAT: SALZ · PFEFFER

1 PORTION

5 MIN.

Möhren und Apfel waschen, fein raspeln. • Joghurt mit Sahne, Zitronensaft, etwas Salz und Pfeffer glattrühren. • Mit den Apfel- und Möhrenraspeln vermischen.

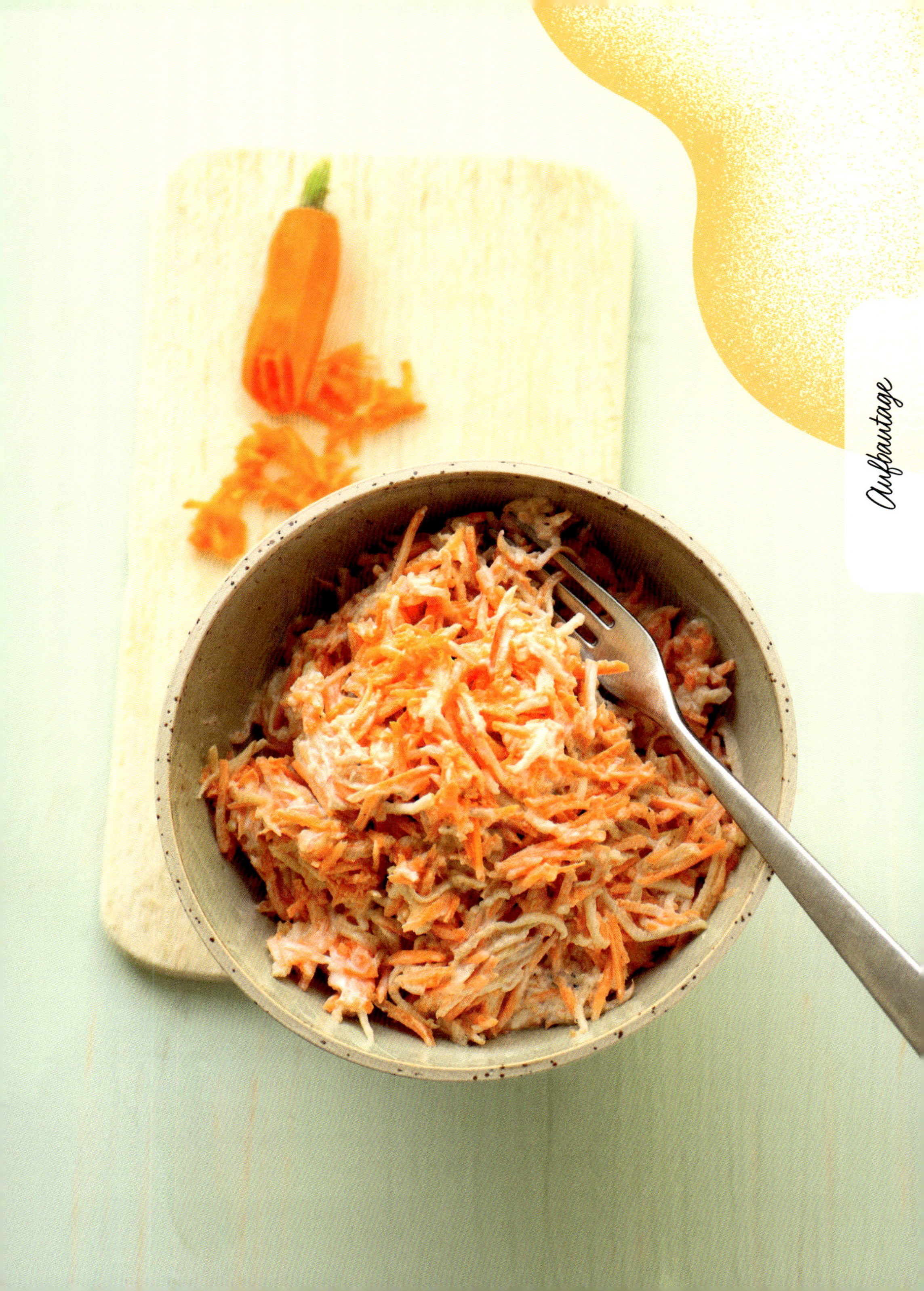

KARTOFFEL-ZUCCHINI-SALAT

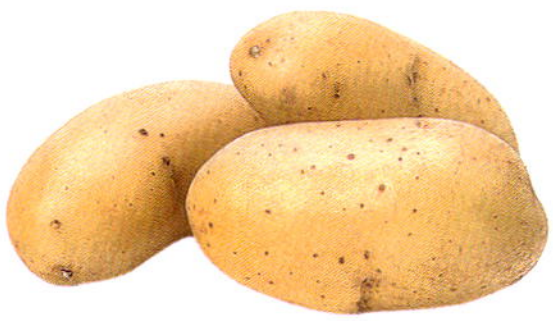

100 g
FESTKOCHENDE KARTOFFELN

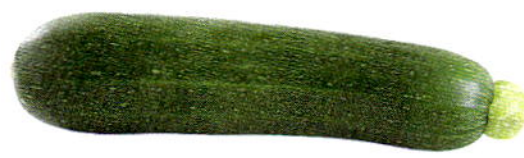

100 g
ZUCCHINI

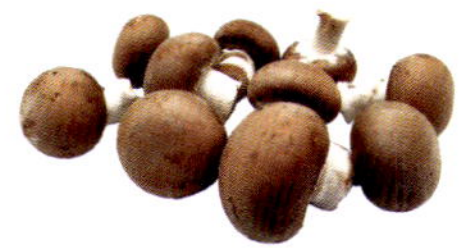

30 g
KLEINE CHAMPIGNONS

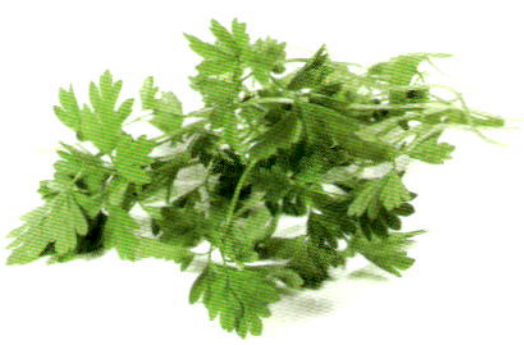

3–4 Stiele
KERBEL

AUS DEM VORRAT: SALZ · OLIVENÖL · PFEFFER

1 PORTION

15 MIN. + 35 MIN. GAREN

Kartoffeln in Wasser 35 Min. köcheln. • Pellen, in Scheiben schneiden. • Zucchini längs halbieren, in Scheiben schneiden. • In Salzwasser 8 Min. garen, abschrecken, abtropfen lassen. • Pilze in Scheiben schneiden. • 1 EL Öl mit Salz und Pfeffer verquirlen. • Mit dem Gemüse mischen. • Kerbelblättchen über den Salat streuen, lauwarm servieren.

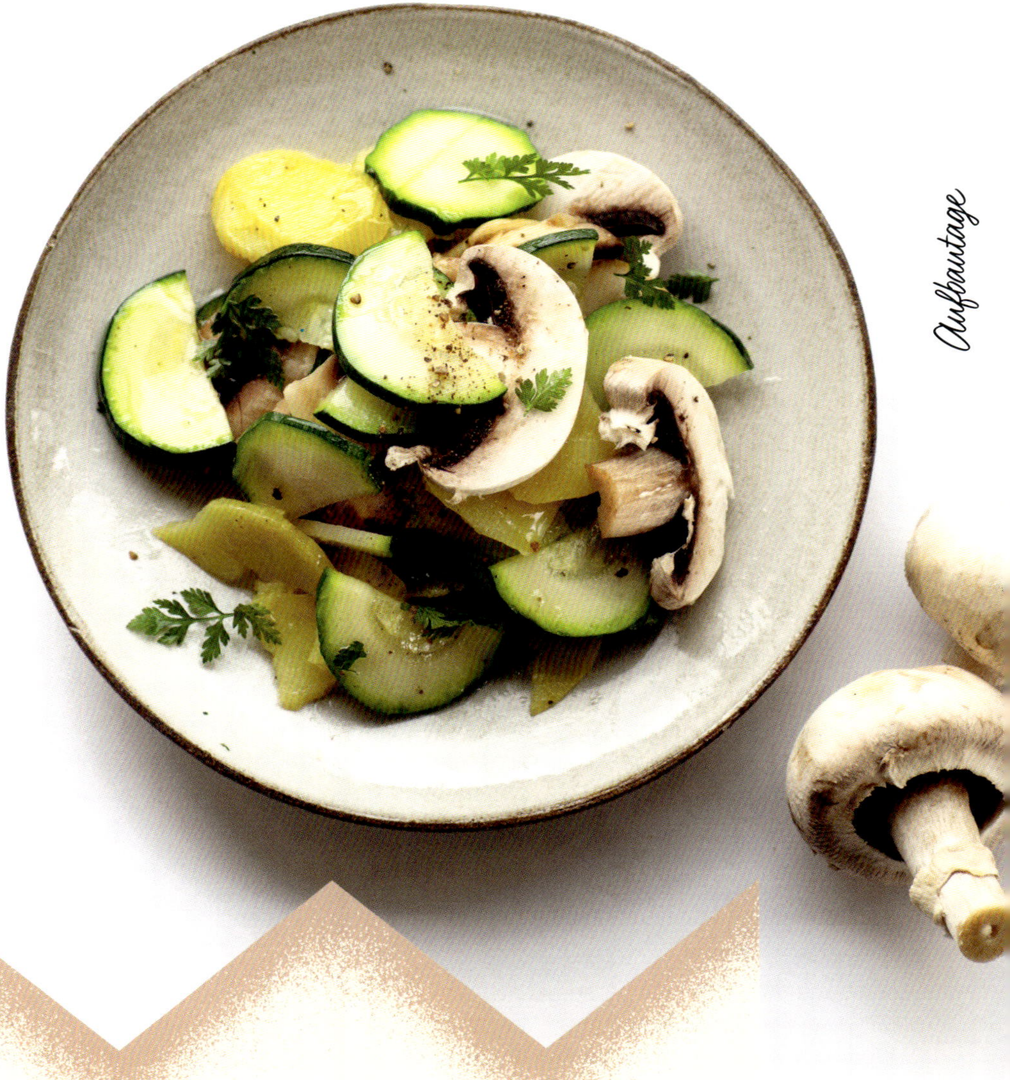

WIE GEHT ES NACH DEM FASTEN WEITER?

Nach den drei Aufbautagen können Sie in Ihren Ernährungsalltag zurückkehren. Ihr Körper ist jetzt wieder auf die Verdauungsarbeit eingestellt und arbeitet wie zuvor.

Aber halt! Sie haben ja nicht gefastet, um danach wieder ganz genauso weiterzumachen wie vorher, oder? Nicht nur während des Fastens selbst, sondern auch während der Aufbautage haben Sie sich sehr bewusst mit dem Essen auseinandergesetzt. Behalten Sie das bei. Und Sie haben mit Sicherheit einige Kilo Gewicht eingebüßt, die Sie bestimmt so schnell nicht wiederhaben wollen.

Nutzen Sie Ihr Fastentagebuch auch über die eigentliche Fastenzeit hinaus, um zu rekapitulieren und festzuhalten, wie sich Ihre Ernährungsweise verändert hat. Auch das ist hilfreich. Hier können Sie jetzt auch wöchentlich Ihr Körpergewicht eintragen. Und Sie können das Buch dazu nutzen, Ihre neuen, gesunden Ernährungsgewohnheiten zu umreißen. Schauen Sie immer mal wieder hinein, um Ihre Planung mit der Realität abzugleichen.

IHRE NEUEN ERNÄHRUNGSGEWOHNHEITEN

Über gesunde Ernährung ist so viel geschrieben worden, dass wir das hier nicht vertiefen müssen. Deshalb nur in Stichworten, wie Ihre Ernährung in Zukunft aussehen sollte:

- regelmäßig immer zur gleichen Uhrzeit essen
- drei Mahlzeiten am Tag essen
- keine Zwischenmahlzeiten einschieben
- in Ruhe und mit Konzentration auf die Mahlzeit essen
- selbst kochen
- weniger Zucker verwenden
- kein Fastfood essen
- viel frisches Gemüse und Obst genießen
- weniger Fleisch essen
- vollwertige Lebensmittel auswählen
- möglichst Bio-Lebensmittel einkaufen
- viel trinken (Tees, Wasser)
- weniger Alkohol trinken
- weniger Kaffee trinken

IHRE NEUEN LEBENS-GEWOHNHEITEN

In Ihrer Fastenwoche haben viel Bewegung und Sport eine große Rolle gespielt. Da sollten Sie unbedingt am Ball bleiben! Auch wenn es der Alltag nicht mehr zulässt, jeden Tag ein umfangreiches Sportprogramm zu absolvieren, sollten Sie doch so viel Bewegung wie möglich einbauen und Zeit für Sport freihalten. Sie können zum Beispiel den Weg zur Arbeit mit dem Fahrrad statt mit dem Auto zurücklegen, die Treppe statt den Fahrstuhl nehmen – diese Tipps kennen Sie bestimmt alle.

Legen Sie mehr Achtsamkeit in Ihren Alltag. Jede Tätigkeit kann man unbedacht hektisch nebenher durchführen oder aber mit Bewusstheit und Ruhe. Entscheiden Sie sich für Letzteres, das entschleunigt und nimmt den Stress.

SCHONTAGE FÜR ZWISCHEN-DURCH

Ihr Körper wird es Ihnen danken, wenn Sie hin und wieder einen »Erholungstag« einlegen. Das ist ein Tag, an dem Sie nur wenige Kalorien aufnehmen und sehr schonend essen, so wie Sie es schon bei den Entlastungs- und den Aufbautagen getan haben. »Fasten light« sozusagen. Das muss nicht regelmäßig sein, sondern Sie können immer dann einen »Erholungstag« einlegen, wenn Sie das Gefühl haben, Ihrem Körper etwas Gutes tun zu müssen und Sie etwas herunterkommen wollen.

GEWICHTSZUNAHME NACH DEM FASTEN

In den Tagen nach dem Fasten werden Sie ein bis zwei Kilo zunehmen. Das ist völlig normal und liegt daran, dass der Darm jetzt wieder gefüllt ist und die Entwässerung ausgeglichen wird.

INTERVALLFASTEN

Um Ihr Gewicht zu halten, ist gesunde Ernährung mit regelmäßigen Essenszeiten die Basis. Auf Snacken und Zwischenmahlzeiten sollten Sie verzichten. Trotzdem ist es leider so, dass Ihr Körper das alte Gewicht wieder anstreben wird und Sie gegenhalten müssen. Intervallfasten ist dann eine sehr wirkungsvolle Methode, das Gewicht zu halten oder sogar etwas abzunehmen. Jetzt kommt Ihnen zugute, dass Sie das Fasten schon gewohnt sind. Vielleicht können Sie sich mit dem Intervallfasten dauerhaft anfreunden. Etwas mehr zu dieser tage- oder wochenweisen Fastenmethode finden Sie im Kapitel »Andere Fastenmethoden« (Seite 12).

HAFERMÜSLI

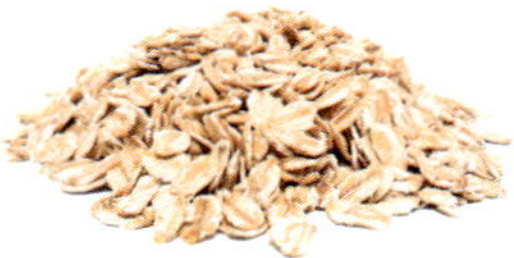

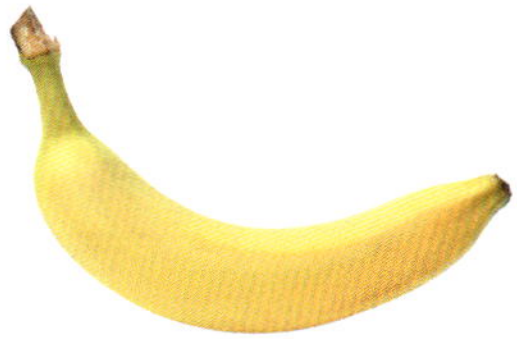

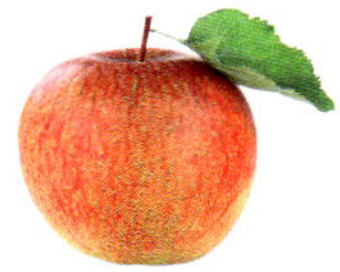

2 EL
GROBE HAFERFLOCKEN

1
BANANE

1 kleiner
APFEL

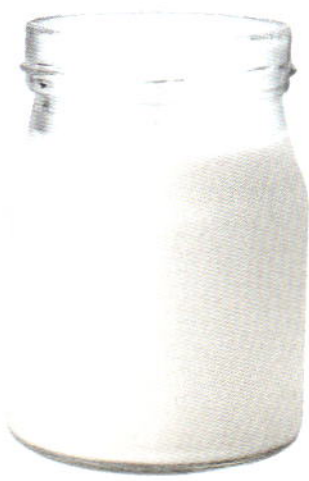

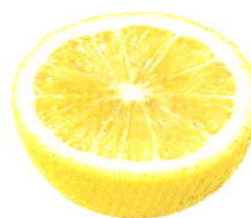

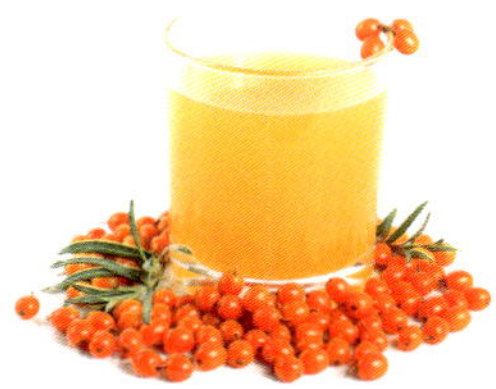

4 EL
JOGHURT ODER SKYR

1 TL
FRISCH GEPRESSTER ZITRONENSAFT

1 TL
SANDDORNSAFT

1 PORTION

10 MIN. + 5 MIN. EINWEICHEN

Haferflocken 5 Min. in 2 EL Wasser einweichen. • Banane schälen und halbieren. • Eine Hälfte mit der Gabel zerdrücken, die andere in Scheiben schneiden. • Apfel waschen, vierteln, Kerngehäuse entfernen. • Fruchtfleisch grob raspeln. • Haferflocken, Apfelraspel, Bananenbrei, Joghurt und Säfte vermischen. • Mit Bananenscheiben garnieren.

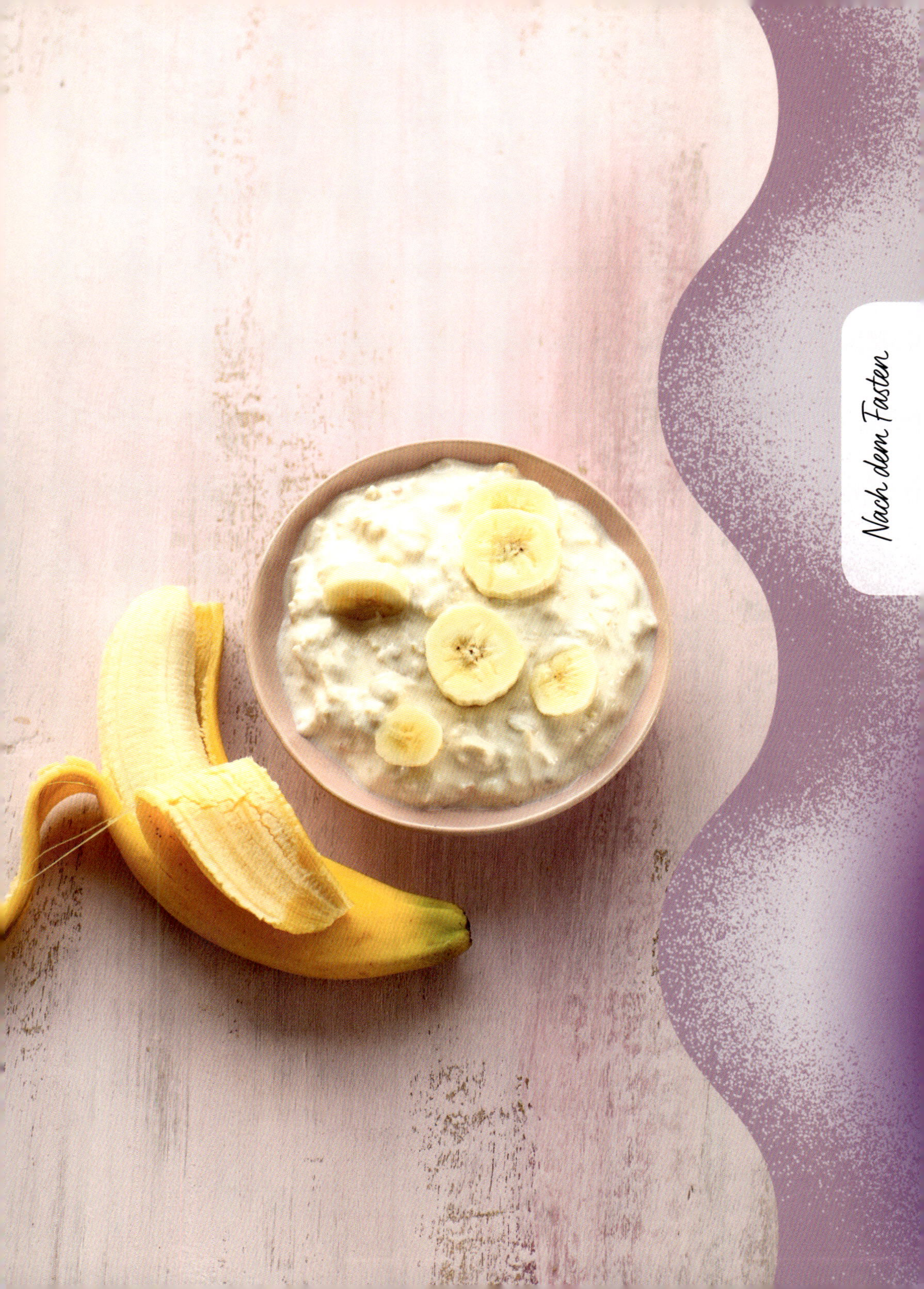

KOHLRABISALAT

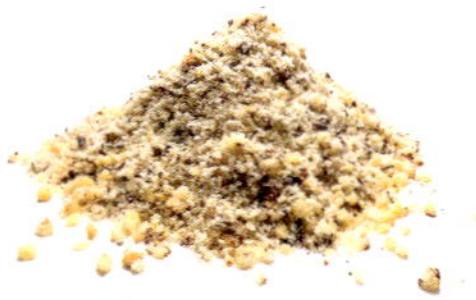

1 TL
GEMAHLENE HASELNÜSSE

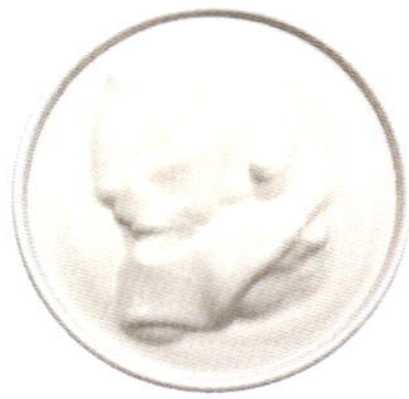

2 EL
SAURE SAHNE

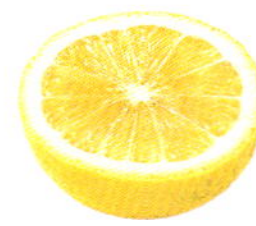

2 TL
FRISCH GEPRESSTER ZITRONENSAFT

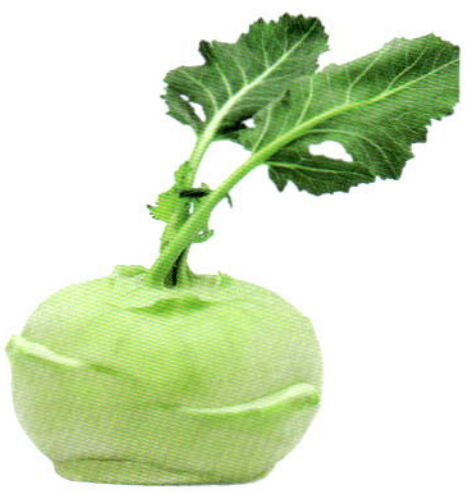

150 g
KOHLRABI

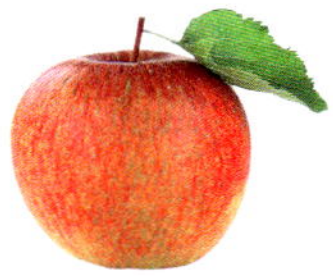

½
APFEL

AUS DEM VORRAT: OLIVENÖL · SALZ · PFEFFER

1 PORTION

10 MIN.

Haselnüsse, saure Sahne und Zitronensaft mit ½ EL Öl verrühren. • Mit Salz und Pfeffer abschmecken. • Kohlrabi schälen, raspeln. • Apfel waschen, vierteln, Kerngehäuse entfernen. Fruchtfleisch fein würfeln. • Beides mit der Sauce vermischen.

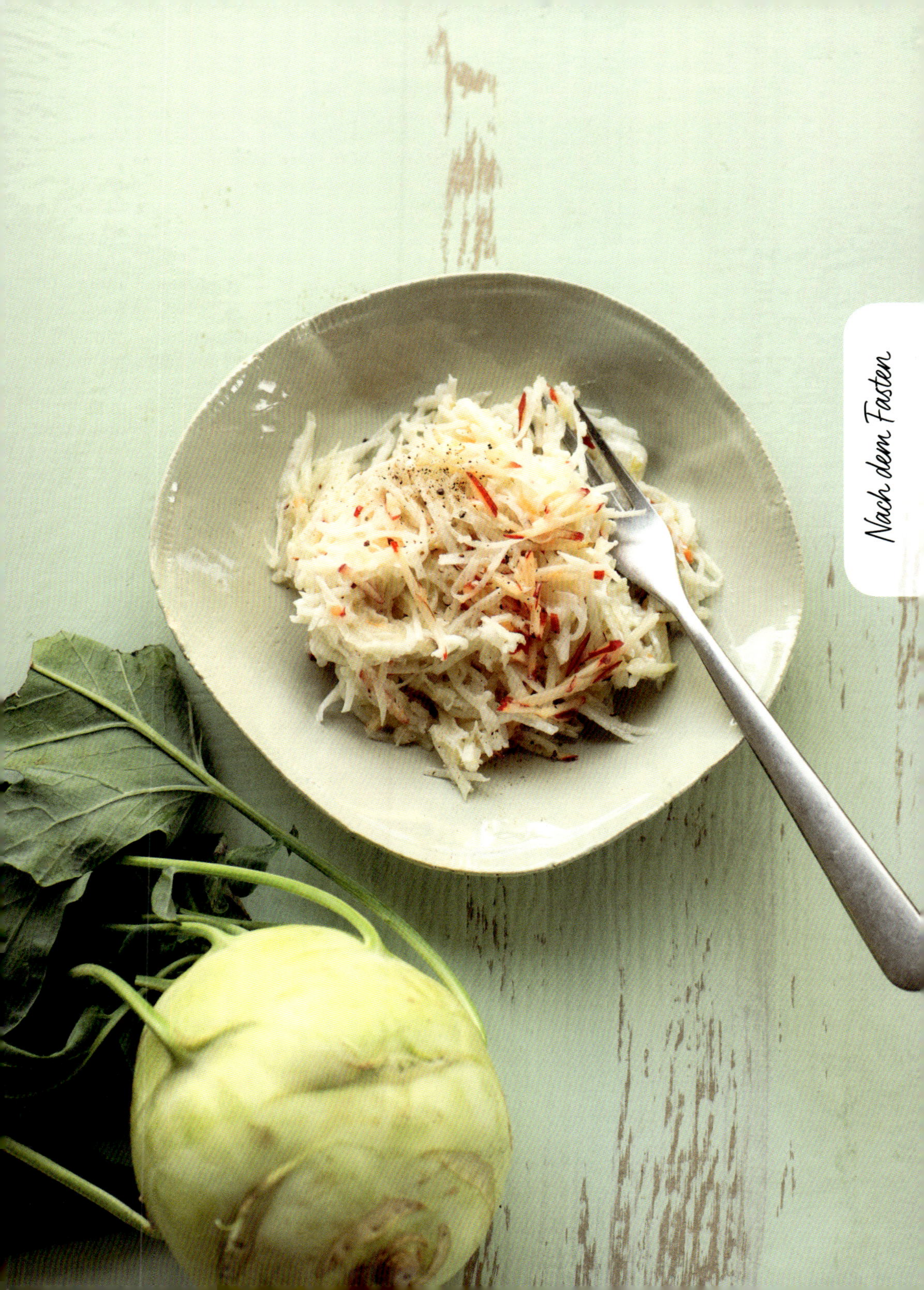

BUCHWEIZENSUPPE

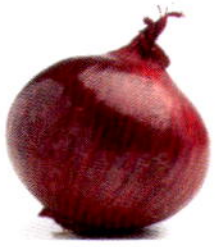

¼
ZWIEBEL

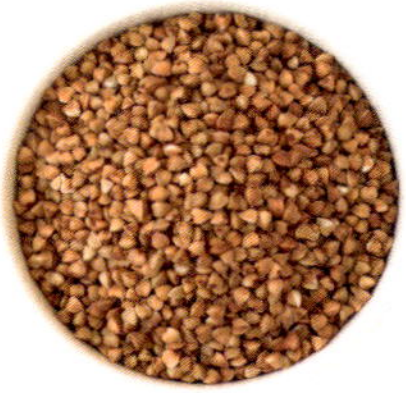

1 El
BUCHWEIZENSCHROT

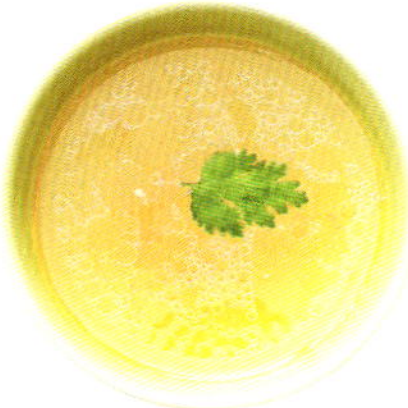

250 ml
GEMÜSEBRÜHE

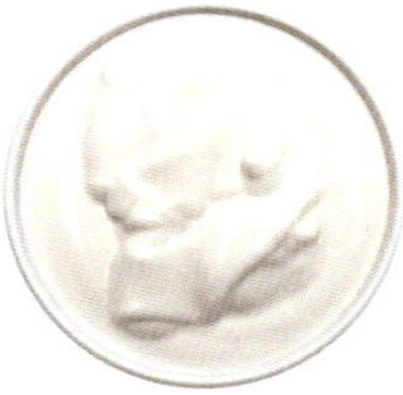

1 El
SAURE SAHNE

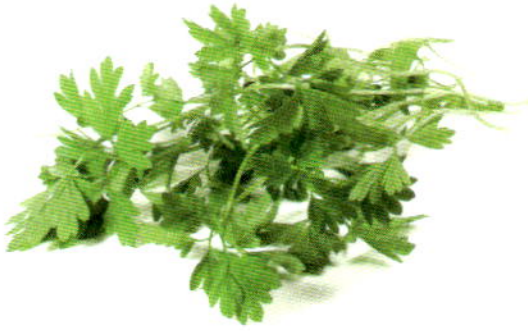

1 Tl
GEHACKTER KERBEL

AUS DEM VORRAT: OLIVENÖL · SALZ · PFEFFER

1 PORTION

15 MIN. + 10 MIN. QUELLEN

Zwiebel schälen, sehr fein würfeln. • In einem Topf 1 TL Olivenöl erhitzen, Zwiebel darin glasig dünsten. • Buchweizen zugeben, unter Rühren leicht anbräunen. • Gemüsebrühe zugeben und aufkochen, dann Hitze reduzieren. • Buchweizen im geschlossen Topf 10 Min. quellen lassen. • Topf vom Herd nehmen, saure Sahne und Kerbel einrühren. • Salzen und pfeffern.

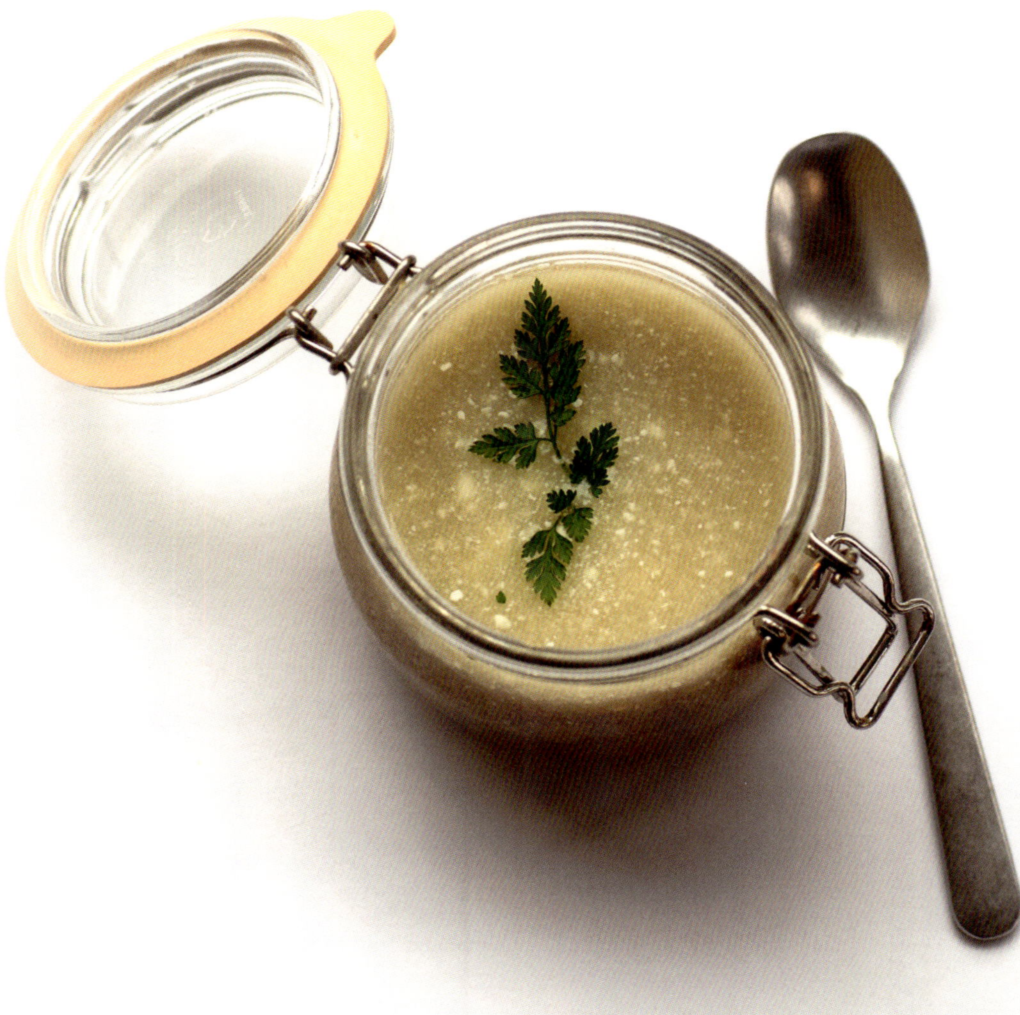

FOLIENKARTOFFELN MIT KRÄUTERQUARK

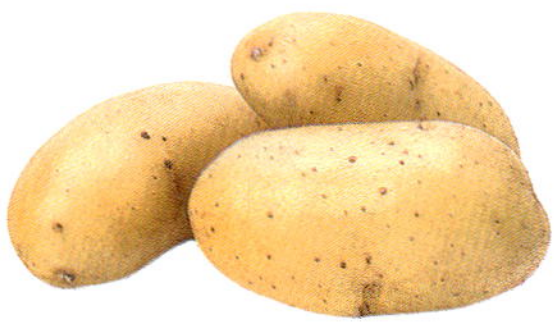

2 – 3
FESTKOCHENDE FRÜHKARTOFFELN

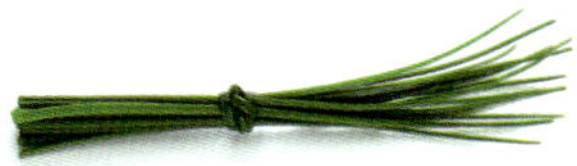

einige
SCHNITTLAUCHSTÄNGEL

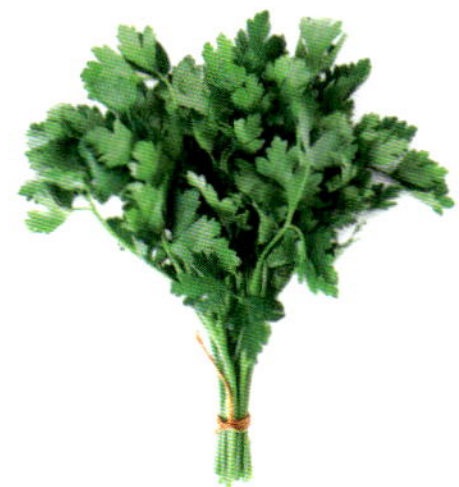

einige
PETERSILIENSTÄNGEL

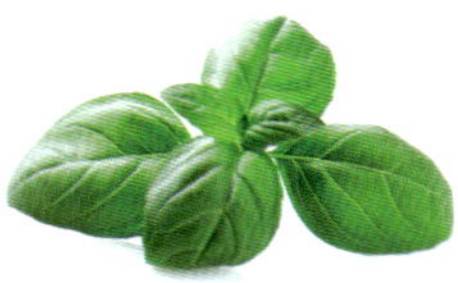

einige
BASILIKUMBLÄTTER

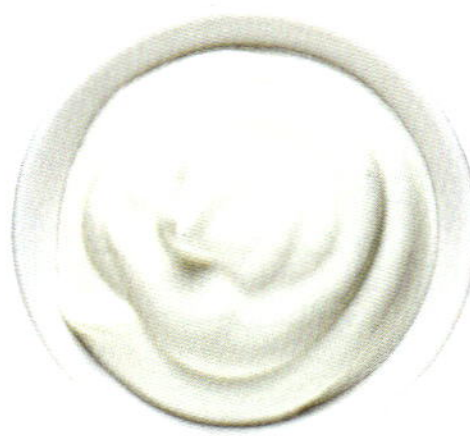

100 g
QUARK

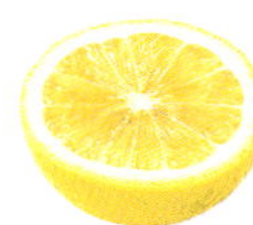

1 TL
FRISCH GEPRESSTER ZITRONENSAFT

AUS DEM VORRAT: SALZ · PFEFFER

1 PORTION

10 MIN. + 1 STD. BACKEN

Ofen auf 180 °C vorheizen. • Kartoffeln waschen, trocknen, einzeln fest in Alufolie wickeln. • Päckchen mehrmals einstechen, auf einen Rost legen. • Je nach Größe 50 Min. bis 1 Std. garen. • Kräuter waschen, trocken schütteln, fein hacken. • Mit Quark verrühren. • Mit Salz, Pfeffer und Zitronensaft abschmecken. • Folie etwas öffnen, Quark auf die Kartoffeln geben.

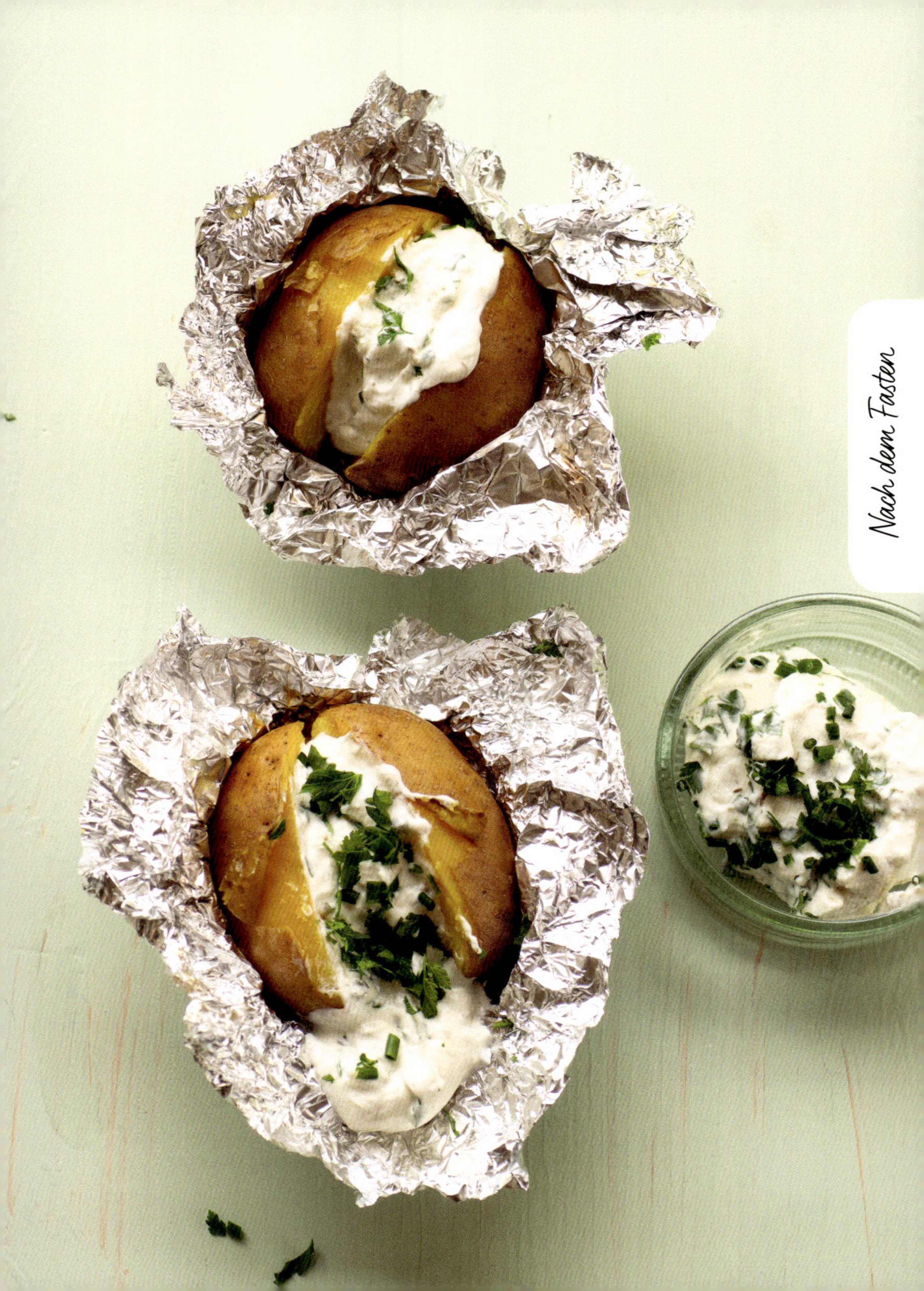

KÜRBIS-ZUCCHINI-SPAGHETTI

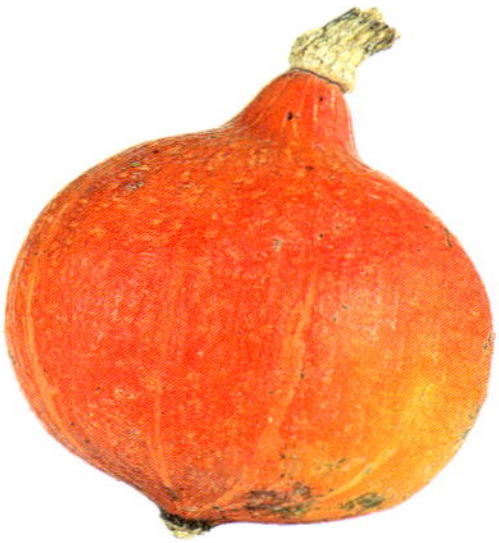

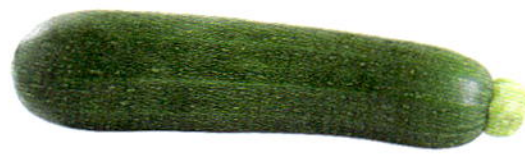

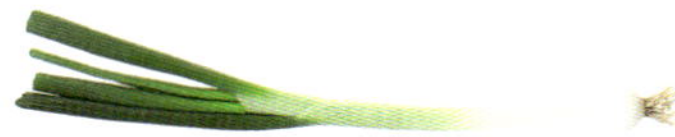

200 g
HOKKAIDO-KÜRBIS

¼
ZUCCHINI

1 kleine
FRÜHLINGSZWIEBEL

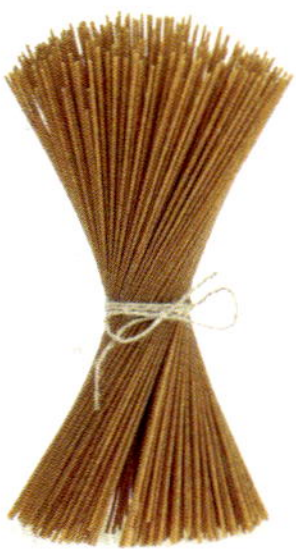

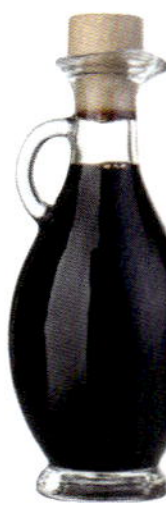

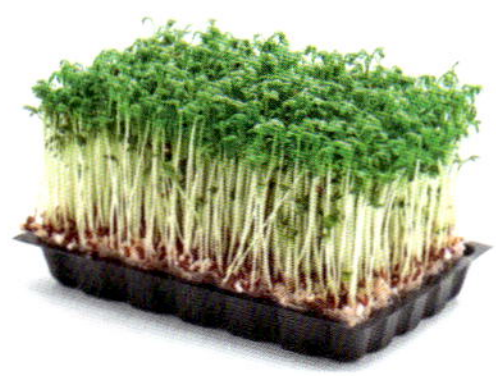

75 g
VOLLKORN-SPAGHETTI

1 TL
BALSAMESSIG

etwas
KRESSE

AUS DEM VORRAT: OLIVENÖL • SALZ

1 PORTION

10 MIN. + 20 MIN. GAREN

Kürbis waschen, entkernen, würfeln. • Mit 1 TL Öl beträufeln, leicht salzen, dämpfen. • Zucchini mit dem Spiralschneider in feine Spaghetti, Frühlingszwiebel schräg in Stücke schneiden. • Beides nach 15 Min. zum Kürbis geben, 5 Min. weitergaren. • Spaghetti kochen, abtropfen lassen. • Mit 1 TL Öl unter das Gemüse heben. • Mit Balsamessig beträufeln, mit Kresse bestreuen.

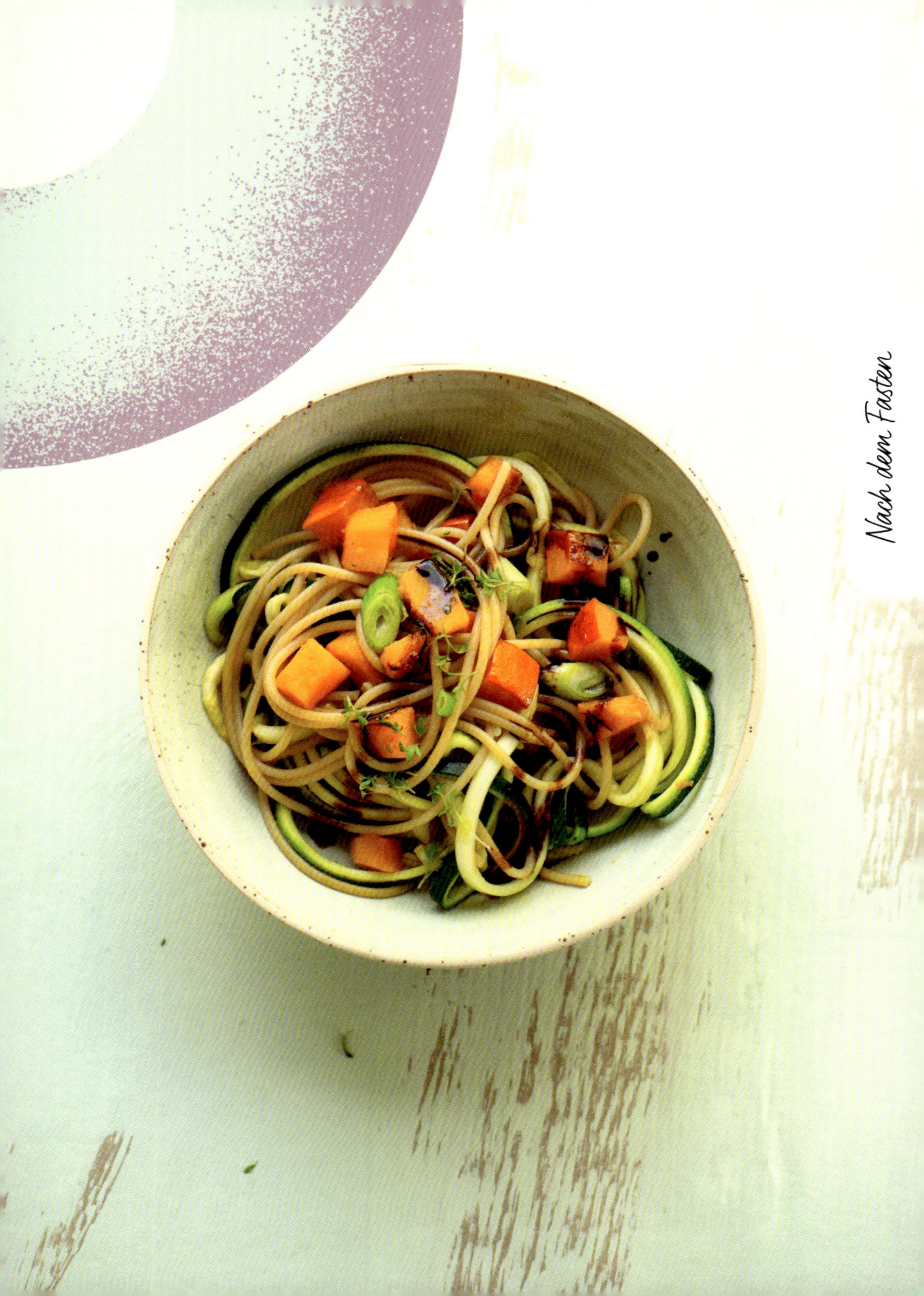

LACHS MIT AVOCADO-TOMATEN-SALSA

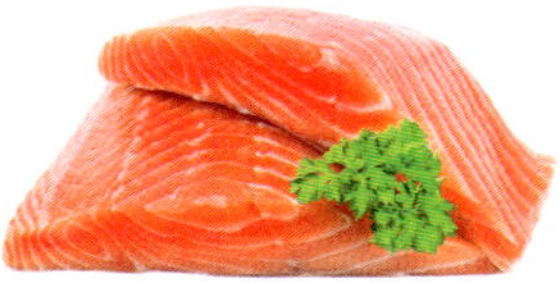

100 g
LACHSFILET

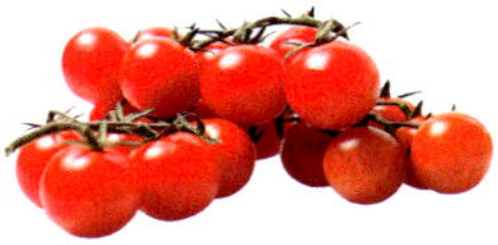

150 g
KIRSCHTOMATEN

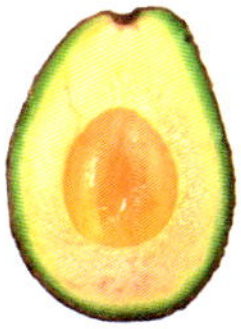

¼
AVOCADO

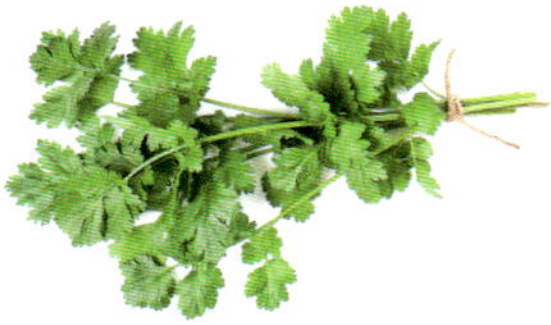

1–2
KORIANDERSTÄNGEL

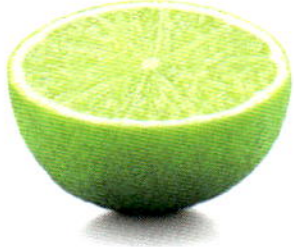

1 TL
FRISCH GEPRESSTER LIMETTENSAFT

AUS DEM VORRAT: SALZ · PFEFFER · OLIVENÖL

1 PORTION

10 MIN. + 8 MIN. GAREN

Ofen auf 180 °C vorheizen. • Fisch salzen und pfeffern. • Auf dem Rost (mit Fettpfanne darunter) im Ofen 6–8 Min. garen. • Tomaten waschen, grob würfeln. • Avocado schälen, würfeln. • Koriander waschen, trocken schütteln, Blättchen fein hacken. • Avocado mit Tomaten, Limettensaft, Koriander und 1 TL Öl mischen. • Salzen und pfeffern. • Über den Lachs geben.

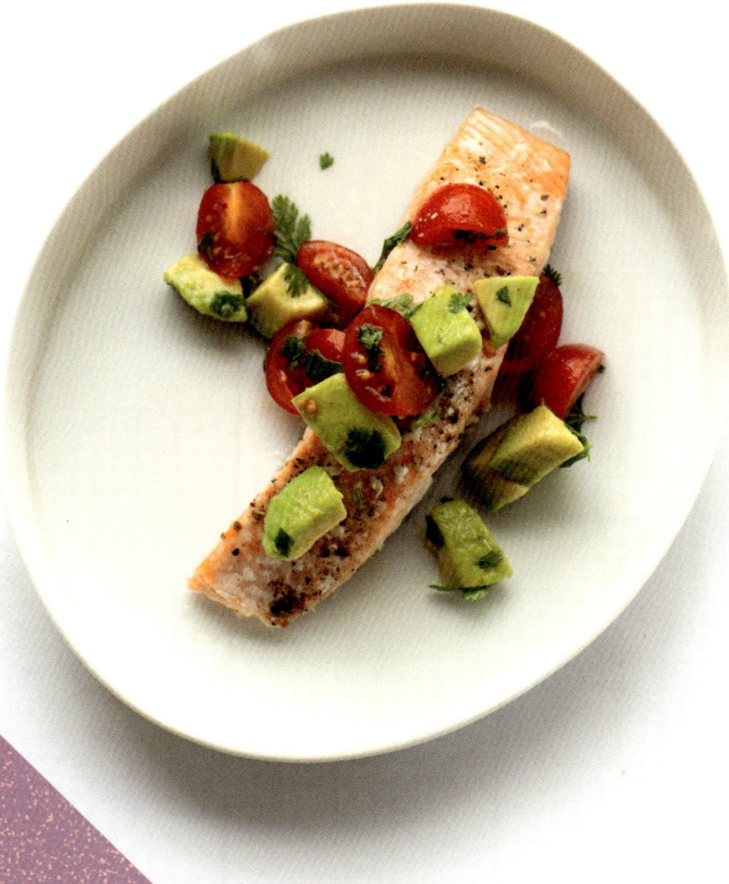

Quellenverzeichnis der Bildquellen von stock.adobe.com:

S. 6: Apfel: © Katrin/stock.adobe.com; Tee: © POSMGUYS/stock.adobe.com – composed and edited by Thieme
S. 20: Haferporridge mit Zimt: Haferflocken: © Natallia/stock.adobe.com; Zimt: © ange1011/stock.adobe.com
S. 22: Polenta-Apfel-Brei: Mandeldrink: © Pixel-Shot/stock.adobe.com; Maisgrieß: © oxie99/stock.adobe.com; Apfel: © Markus Mainka/stock.adobe.com; Zimt: © ange1011/stock.adobe.com; Kurkuma: © sommai/stock.adobe.com
S. 24: Reis mit Birnenkompott: Reis: © mayakova/stock.adobe.com; Birnen: © gitusik/stock.adobe.com
S. 26: Kürbis-Kartoffel-Gemüse: Kartoffeln: © Natika/stock.adobe.com; Möhren: © angorius/stock.adobe.com; Kürbis: © PIXbank/stock.adobe.com; Fenchel: © MP2/stock.adobe.com; Petersilie: © New Africa /stock.adobe.com; Muskatnuss: © Taliun/stock.adobe.com
S. 28: Brokkoli-Mandel-Suppe: Brokkoli: © Paulista/stock.adobe.com; Schalotte: © Bert Folsom/stock.adobe.com; Kartoffeln: © Natika/stock.adobe.com; Gemüsebrühe: © pjjaruwan/stock.adobe.com; Mandelblättchen: © ozmen/stock.adobe.com
S. 30: Einkaufsliste für Entlastungstage und Fastenwoche: Möhren: © angorius/stock.adobe.com; Sellerie: © kovaleva_ka/stock.adobe.com; Petersilienwurzel: © Leonid Nyshko/stock.adobe.com; Pastinake: © sarahdoow/stock.adobe.com; Kürbis: © PIXbank/stock.adobe.com; Tomaten: © bergamont/stock.adobe.com; Lauch: © PhotoEd/stock.adobe.com; Fenchel: © MP2/stock.adobe.com; Karottensaft: © Markus Mainka/stock.adobe.com; Tee: © swapan/stock.adobe.com; Mineralwasser: © Studio Gi/stock.adobe.com; Salz: © AlenKadr/stock.adobe.com; Leinsamen: © kolesnikovserg/stock.adobe.com
S. 38: Darmreinigung mit Glaubersalz: Salz: © AlenKadr/stock.adobe.com; Wasserkrug: © Coprid/stock.adobe.com; Zitrone: © kitsananan Kuna/stock.adobe.com
S. 40: Einlauf mit Irrigator: Wasserkrug: © Coprid/stock.adobe.com; Vaseline: © frejasolberg/stock.adobe.com
S. 42: Gemüsebrühe mit frischen Kräutern: Möhren: © angorius/stock.adobe.com; Sellerie: © kovaleva_ka/stock.adobe.com; Petersilienwurzel: © Leonid Nyshko/stock.adobe.com; Pastinake: © sarahdoow/stock.adobe.com; Kürbis: © PIXbank/stock.adobe.com; Tomaten: © bergamont/stock.adobe.com; Lauch: © PhotoEd/stock.adobe.com; Fenchel: © MP2/stock.adobe.com; Petersilie: © New Africa/stock.adobe.com
S. 44: Fastenbrühe nach Buchinger: Möhren: © angorius/stock.adobe.com; Sellerie: © kovaleva_ka/stock.adobe.com; Petersilienwurzel: © Leonid Nyshko/stock.adobe.com; Pastinake: © sarahdoow/stock.adobe.com; Kürbis: © PIXbank/stock.adobe.com; Tomaten: © bergamont/stock.adobe.com; Lauch: © PhotoEd/stock.adobe.com; Fenchel: © MP2/stock.adobe.com; Zwiebel: © Vadym Boyshenko/stock.adobe.com; Kümmel: © Роман Фернаті/stock.adobe.com; Gewürznelken: © RATMANANT/stock.adobe.com; Wacholderbeeren: © ecummings00/stock.adobe.com; Lorbeerblätter: © mayakova/stock.adobe.com; Kräuter: © snesivan/stock.adobe.com
S. 46: Tomaten-Fastenbrühe: Tomaten: © OFC Pictures/stock.adobe.com; Knoblauch: © F.C.G./stock.adobe.com; Suppengrün: © Carina Hansen/stock.adobe.com; Gemüsebrühpulver: © womue/stock.adobe.com; Muskatnuss: © Diana Taliun/stock.adobe.com; Oregano: © cabecademarmore/stock.adobe.com
S. 48: Pfefferminztee: Pfefferminzblätter: © Kuzmick/stock.adobe.com
S. 50: Brennnesseltee: Brennnesselblätter: © Viktor/stock.adobe.com
S. 52: Grüner Hafertee: © B.B. Photography/stock.adobe.com
S. 54: Möhren-Ingwer-Saft: Möhren: © angorius/stock.adobe.com; Apfel: © Markus Mainka/stock.adobe.com
S. 56: Tomaten-Paprika-Saft: Tomaten: © bergamont/stock.adobe.com; Paprika: © Petra Schueller/stock.adobe.com; Gurke: © by-studio/stock.adobe.com; Möhre: © Valentina R./stock.adobe.com
S. 58: Rote-Bete-Sellerie-Saft: Rote Bete: © ilietus/stock.adobe.com; Sellerie: © kovaleva_ka/stock.adobe.com; Möhre: © Valentina R./stock.adobe.com; Apfel: © Markus Mainka/stock.adobe.com
S. 60: Trockenbürsten zur Kreislaufanregung: Bürste: © ILYA AKINSHIN/stock.adobe.com; Dusche: © Love the wind/stock.adobe.com; Körperöl: © Africa Studio/stock.adobe.com
S. 62: Leberwickel zur Entgiftungsunterstützung: Waschlappen: © Mara Zemgaliete/stock.adobe.com; Handtuch: © Dmitriy Kazitsyn/stock.adobe.com; Wolldecke: © MP2/stock.adobe.com
S. 64: Gute-Nacht-Kissen bei Schlafproblemen: Baumwolltuch: © Suraphol/stock.adobe.com; Kamillenblüten: © Handmade-Pictures/stock.adobe.com; Reis: © mayakova/stock.adobe.com
S. 66: Rosmarinbad bei Kreislaufschwäche: Rosmarinnadeln: © margo555/stock.adobe.com; Topf: © Ivonne Wierink/stock.adobe.com; Badewanne: © Piyawat-Nandeenoparit/stock.adobe.com

S. 68: Ingwerkompresse bei Kopfschmerzen: Topf: © Ivonne Wierink/stock.adobe.com; Stofftaschentuch: © New Africa/stock.adobe.com; Küchengarn: © Olivier Le Moal/stock.adobe.com; Waschlappen: © Mara Zemgaliete/stock.adobe.com
S. 70: Ansteigendes Fußbad bei Frösteln: Badewanne: © Piyawat-Nandeenoparit/stock.adobe.com; Eimer: © Micha Klootwijk Photography/stock.adobe.com; Thermometer: © Irina Rogova/stock.adobe.com; Handtuch: © Dmitriy Kazitsyn/stock.adobe.com
S. 72: Leinsamenschleim bei Sodbrennen: Leinsamen: © kolesnikovserg/stock.adobe.com; Topf: © Ivonne Wierink/stock.adobe.com; Löffel: © osztya/stock.adobe.com; Fastensaft: © Markus Mainka/stock.adobe.com
S. 78: Einkaufsliste für die Aufbautage: Äpfel: © bergamont/stock.adobe.com; Trockenpflaumen: © robertsre/stock.adobe.com; Kartoffeln: © Natika/stock.adobe.com; Pfirsiche: © k--k/stock.adobe.com; Bananen: © Yeti Studio/stock.adobe.com; Tomaten: © bergamont/stock.adobe.com; Möhren: © angorius/stock.adobe.com; Zucchini: © tab62/stock.adobe.com; Haferflocken: © rdnzl/stock.adobe.com; Hirse: © xamtiw/stock.adobe.com; Milch: © baibaz/stock.adobe.com; Quark: © bigacis/stock.adobe.com; Joghurt: © Coprid/stock.adobe.com; Zimt: © ange1011/stock.adobe.com; Gemüsebrühpulver: © womue/stock.adobe.com; Petersilie: © New Africa/stock.adobe.com
S. 80: Fastenbrechen mit einem Apfel: Apfel: © Markus Mainka/stock.adobe.com
S. 82: Hirsebrei mit Pfirsich: Hirse: © xamtiw/stock.adobe.com; Milch: © baibaz/stock.adobe.com; Rosinen: © Touchr/stock.adobe.com; Vanille: © emuck/stock.adobe.com; Zimt: © ange1011/stock.adobe.com; Pfirsich: © Dionisvera/stock.adobe.com
S. 84: Bananenporridge: Haferflocken: © Natallia/stock.adobe.com; Banane: © Andrzej Tokarski/stock.adobe.com
S. 86: Gemüse-Kartoffel-Suppe: Kartoffel: © sommai/stock.adobe.com; Suppengrün: © Carina Hansen/stock.adobe.com; Majoran: © Tatiana/stock.adobe.com; Gemüsebrühpulver: © womue/stock.adobe.com; Petersilie: © New Africa/stock.adobe.com
S. 88: Tomatensuppe: Tomaten: © bergamont/stock.adobe.com; Zwiebel: © Vadym Boyshenko/stock.adobe.com; Gemüsebrühpulver: © womue/stock.adobe.com; Thymian: © Robyn Mackenzie/stock.adobe.com; Tomatenmark: © Bernd Schmidt/stock.adobe.com
S. 90: Apfel-Möhren-Salat: Möhren: © angorius/stock.adobe.com; Apfel: © Markus Mainka/stock.adobe.com; Joghurt: © Coprid/stock.adobe.com; Sahne: © oriori/stock.adobe.com; Zitrone: © kitsananan Kuna/stock.adobe.com
S. 92: Kartoffel-Zucchini-Salat: Kartoffeln: © Natika/stock.adobe.com; Zucchini: © tab62/stock.adobe.com; Champignons: © zeralein/stock.adobe.com; Kerbel: © ExQuisine/stock.adobe.com
S. 96: Hafermüsli: Haferflocken: © rdnzl/stock.adobe.com; Banane: © Andrzej Tokarski/stock.adobe.com; Apfel: © Markus Mainka/stock.adobe.com; Joghurt: © Coprid/stock.adobe.com; Zitrone: © kitsananan Kuna/stock.adobe.com; Sanddornsaft: © kolesnikovserg/stock.adobe.com
S. 98: Kohlrabisalat: Haselnüsse: © oxie99/stock.adobe.com; Saure Sahne: © rufar/stock.adobe.com; Zitrone: © kitsananan Kuna/stock.adobe.com; Kohlrabi: © imagineilona/stock.adobe.com; Apfel: © Markus Mainka/stock.adobe.com
S. 100: Buchweizensuppe: Zwiebel: © Krakenimages.com/stock.adobe.com; Buchweizenschrot: © lilkin/stock.adobe.com; Gemüsebrühe: © pjjaruwan/stock.adobe.com; Saure Sahne: © rufar/

Liebe Leserin, lieber Leser,

hat Ihnen dieses Buch weitergeholfen? Für Anregungen, Kritik, aber auch für Lob sind wir offen.
So können wir in Zukunft noch besser auf Ihre Wünsche eingehen.
Schreiben Sie uns, denn Ihre Meinung zählt!

Ihr TRIAS Verlag

kundenservice.thieme.de | Lektorat TRIAS Verlag, Postfach 30 05 04, 70445 Stuttgart

/trias.tut.mir.gut /trias_verlag /triasverlag www.trias-verlag.de/newsletter

stock.adobe.com; Kerbel: © Ex-Quisine/stock.adobe.com
S. 102: Folienkartoffeln mit Kräuterquark: Kartoffeln: © Natika/stock.adobe.com; Schnittlauch: © Gunter Kremer/stock.adobe.com; Petersilie: © New Africa/stock.adobe.com; Basilikum: © Dionisvera/stock.adobe.com; Quark: © bigacis/stock.adobe.com; Zitrone: © kitsananan Kuna/stock.adobe.com
S. 104: Kürbis-Zucchini-Spaghetti: Kürbis: © PIXbank/stock.adobe.com; Zucchini: © tab62/stock.adobe.com; Frühlingszwiebel: © akepong/stock.adobe.com; Spaghetti: © domnitsky/stock.adobe.com; Balsamessig: © Alen-Kadr/stock.adobe.com; Kresse: © cristi180884/stock.adobe.com
S. 106: Lachs mit Avocado-Tomaten-Salsa: Lachsfilet: © PhotoSG/stock.adobe.com; Kirschtomaten: © fotos4u/stock.adobe.com; Avocado: © photoz.at/stock.adobe.com; Koriander: © Scisetti Alfio/stock.adobe.com; Limette: © Roman Samokhin/stock.adobe.com

Bibliografische Information der Deutschen Nationalbibliothek
Die Deutsche Nationalbibliothek verzeichnet diese Publikation in der Deutschen Nationalbibliografie; detaillierte bibliografische Daten sind im Internet über http://dnb.d-nb.de abrufbar.

Programmplanung: Uta Spieldiener
Projektmanagement: Sabine Alvarado
Redaktion: Ursula Brunn-Steiner, Vaihingen/Enz
Bildredaktion: Christoph Frick, Marie Crämer

Umschlaggestaltung: © Thieme
Layout: CYCLUS · Visuelle Kommunikation, Stuttgart
Konzeption Layout Rezeptseiten: Daniela Sonntag

Bildnachweis:
Covermotiv und Bild S. 3: Apfel: © Katrin/stock.adobe.com; Tee: © POSMGUYS/stock.adobe.com
Autorinnenfoto: Jens Rathmann
Fotos im Innenteil: S. 9, 10, 12, 19, 77: © M. Bergmann/Thieme; S. 74: © pitipat/stock.adobe.com, S. 75: © Anna Puzatykh/stock.adobe.com, S. 76: © Pixel-Shot/stock.adobe.com
Rezeptfotografien: Daniela Sonntag, Styling: Stephanie Türck
Zutatenfotos: stock.adobe.com (ausführliches Quellenverzeichnis S. 108)
Illustrationen: Daniela Sonntag, Stuttgart

1. Auflage 2024

TRIAS Verlag in Georg Thieme Verlag KG
Rüdigerstraße 14, 70469 Stuttgart, Germany
www.trias-verlag.de

Printed in Germany

Satz und Repro: Fotosatz Buck, Kumhausen
Druck: AZ Druck und Datentechnik GmbH, Kempten

Gedruckt auf chlorfrei gebleichtem Papier

ISBN 978-3-432-11840-6 1 2 3 4 5 6

Auch erhältlich als E-Book:
eISBN (ePDF) 978-3-432-11841-3

Wichtiger Hinweis: Wie jede Wissenschaft ist die Medizin ständigen Entwicklungen unterworfen. Forschung und klinische Erfahrung erweitern unsere Erkenntnisse. Ganz besonders gilt das für die Behandlung und die medikamentöse Therapie. Bei allen in diesem Werk erwähnten Dosierungen oder Applikationen, bei Rezepten und Übungsanleitungen, bei Empfehlungen und Tipps dürfen Sie darauf vertrauen: Autoren, Herausgeber und Verlag haben große Sorgfalt darauf verwandt, dass diese Angaben dem Wissensstand bei Fertigstellung des Werkes entsprechen. Rezepte werden gekocht und ausprobiert. Übungen und Übungsreihen haben sich in der Praxis erfolgreich bewährt.

Eine Garantie kann jedoch nicht übernommen werden. Eine Haftung des Autors, des Verlags oder seiner Beauftragten für Personen-, Sach- oder Vermögensschäden ist ausgeschlossen.

Marken, geschäftliche Bezeichnungen oder Handelsnamen werden nicht in jedem Fall besonders kenntlich gemacht. Aus dem Fehlen eines solchen Hinweises kann nicht geschlossen werden, dass es sich um einen freien Handelsnamen handelt.

TRIAS, einer der führenden Ratgeberverlage im Bereich Gesundheit, gehört zur Thieme Gruppe, marktführender Anbieter medizinischer Fachinformationen und Services. Anspruch der Thieme Gruppe ist es, den im Gesundheitswesen tätigen Berufsgruppen sowie allen an Gesundheit Interessierten genau die Informationen und Angebote bereitzustellen, die sie in einer bestimmten Arbeitssituation oder Lebensphase benötigen. Durch die hohe Qualität und zielgruppenspezifische Relevanz der angebotenen Leistungen bereitet Thieme den Weg für eine bessere Medizin und mehr Gesundheit im Leben.

Thieme